事例でわかる

歯科衛生過程

DENTAL
HYGIENE
PROCESS

一般社団法人
全国歯科衛生士教育協議会 編

医歯薬出版株式会社

編集委員 （順不同，＊編集委員代表）

遠 藤 圭 子* 元東京医科歯科大学大学院准教授

眞 木 吉 信 東京歯科大学名誉教授

松 田 裕 子 鶴見大学名誉教授

高 阪 利 美 愛知学院大学特任教授／愛知学院大学短期大学部歯科衛生士リカレント研修センター副センター長

合 場 千佳子 日本歯科大学東京短期大学歯科衛生学科教授

白 鳥 たかみ 元東京歯科大学短期大学歯科衛生学科講師

畠 中 能 子 関西女子短期大学歯科衛生学科教授

執筆者 （執筆順）

吉 田 直 美 東京医科歯科大学大学院医歯学総合研究科口腔健康教育学分野教授

石井実和子 東京都歯科医師会事業部

有 井 真 弓 京都歯科医療技術専門学校衛生士科教務主任

船 奥 律 子 四国歯科衛生士学院専門学校校長

宮 崎 晶 子 日本歯科大学新潟短期大学歯科衛生学科教授

症例提供 （順不動，敬称略）

水 野 和 子 元京都歯科サービスセンター中央診療所

岡 田 友 香 元京都歯科サービスセンター中央診療所

河 野 章 江 講道館ビル歯科

This book is originally published in Japanese
under the title of :

JIREIDEWAKARU SHIKAEISEI KATEI
（A Case Study to Dental Hygiene Process）

Edited by The Japan Association for Dental Hygienist Education
© 2019 1st ed.

ISHIYAKU PUBLISHERS, INC.
7-10, Honkomagome 1 chome, Bunkyo-ku,
Tokyo 113-8612, Japan

はじめに

"平成"から"令和"へ，新しい時代が始まりました．平成時代におけるわが国の社会構造の急激な変化に伴い，医療も目覚ましく発展してきましたが，国民が個々に抱える問題はよりいっそう複雑化・多様化しています．そのため，対象者の抱える問題を自らみつけ，エビデンスに基づいて解決する能力が，医療従事者に求められていることはいうまでもありません．医科歯科連携が推進されるなか，歯科衛生士においても同様で，対象者を包括的にみて，科学的に思考し，歯科衛生業務を展開することがこれまで以上に重要となってきました．

そのようななか，歯科衛生業務を展開するための論理的思考ツールとして「歯科衛生過程」を初学者のために解説した『よくわかる歯科衛生過程』を2015年に出版しました．このなかでは，歯科衛生士が専門職として，対象者に関わる情報を収集して，問題と原因を判断したうえで，対象者とともに計画を立てて実践すること，介入後には対象者の満足度や歯科衛生士が関わった効果を評価することの流れを身につける必要性をまとめました．

そして，国民の生活習慣などの複雑化・多様化に，また，さまざまな場面において対応できる歯科衛生士を目指すべく，いくつかの事例を使って「歯科衛生過程」の学びを深めていただけるように本書を企画いたしました．事例をもとに，対象者の抱える問題解決のための流れを具体的に示しました．各段階の留意点とともに，それぞれがもつ意味や内容など，考えるステップをまとめています．

また，歯科衛生士は歯科診療所や病院だけではなく，地域においても歯科衛生業務を展開する場面があります．そのため本書では，アプローチの方法は異なるものの，考え方の根幹は同じであることを知っていただくために，保育所での健康教育の事例も収載しました．

「歯科衛生過程」は論理的思考ツールの1つであり，唯一の方法ではありません．また，情報収集や歯科衛生計画においても，正解は1つではありません．対象者が100人いれば，100とおりの展開の方法があるかもしれません．本書の事例についても，記載されていることだけではなく，さまざまなご意見が出てくるはずです．ぜひ，いろいろな角度から見ていただき，学びを深める一助となれば幸いです．

令和元年6月

編集委員代表　**遠藤圭子**

CONTENTS Dental Hygiene Process

illustration/ ヨシザキアサコ

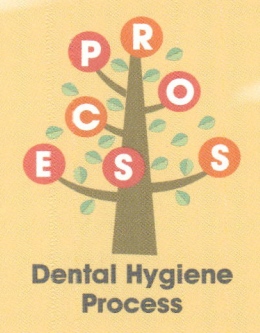

P R O C E S S

Dental Hygiene Process

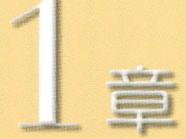

1章

歯科衛生過程を学ぶ意味

1章では,
歯科衛生過程を学ぶ意味を説明します.

① 歯科衛生過程を学ぶ 本当のワケ

　歯科衛生過程とは，歯科衛生士が対象者に合った適切な介入を行うためのツールです．このツールを使いこなすためには，科学的・論理的な思考能力，歯科衛生の視点をもった判断力，対象者との人間関係を形成する力，歯科衛生業務を実践する力，さらに広い視野で全体を捉えて考える力が必要とされます．

1—歯科衛生士に求められる問題解決能力

問題解決能力は社会の変化と期待に応えるために必要な力

　近年は，子どものう歯数の減少，高齢者の現在歯数の増加がみられ，これまでの歯科治療とは内容が変わってきたことに加えて，予防への関心がこれまで以上に高まってきています．また，歯科医学の進歩により，インプラント手術や再生治療など新たな専門知識や技術を要する治療が増加しています．さらに，インプラント患者や障害のある人らのセルフケア支援，口腔機能発達における支援，口腔機能の低下への対応，全身疾患をもつ患者や手術前・後の患者への口腔衛生管理や歯科疾患の予防など，歯科衛生士の活躍への期待が高まってきました．

　問題解決能力が高い歯科衛生士でなければ，これらの変化に対応し，期待に応えることは難しいでしょう．

2—歯科衛生過程と問題解決能力

歯科衛生過程で問題解決能力を高める

　歯科衛生過程とは，問題解決過程の考え方を歯科衛生活動の実践に活用したもので，歯科衛生業務を実践していくための思考を導きます．歯科衛生過程を学ぶねらいは，歯科衛生士として問題解決の技法を習得することです．問題解決の技法は，学習を深め，臨床や日常生活にまで応用するこ

とができます．歯科衛生過程を学ぶことをとおして，さまざまな知識を獲得し，試行錯誤を繰り返しながら理論と実践の両者を統合，すなわち，理論的な裏づけに基づいた歯科衛生業務を行える力を身につけましょう．

3—歯科保健医療と歯科衛生過程

歯科衛生過程の活用で歯科保健医療へ貢献する

歯科衛生過程は，根拠に基づいた専門知識による判断と行動を必要とし，これを用いることで，歯科衛生士が何のために，何を，どのように行うかを明確にしていきます．歯科衛生過程を適切に活用することにより，歯科衛生士は思考を深め，問題解決のための機会や資源をフル活用するようになります．このため，歯科衛生介入の質や効率だけではなく，対象者の満足度を高めることになり，ひいては歯科保健医療の質の向上につながることが期待されます．

4—多職種連携における歯科衛生過程

歯科衛生過程を用いて他職種との共通認識をもちやすくする

社会構造の変化が保健医療システムを変化させ，さまざまな職種が協力しあって人びとの健康を支えていかなければ，日本の医療は立ちいかなくなることが目にみえています．現在，臨床の現場では，多職種連携が進んでいます．そのためわれわれ歯科衛生士も看護師らとの協働の機会が増加し，その際には共通認識をもつ必要があります．看護学生が学ぶ基礎看護学では，看護過程の学びがその中核をなしています[1]．歯科衛生過程は看護過程を参考に作られたものであり，看護過程と同様に業務のプロセスを重要視しています．看護過程では，看護診断という共通言語を使用することで，看護チームだけではなく多職種によって構成される医療チーム間のコミュニケーションが促進されるともいわれています[2]．看護師，歯科衛生士だけが看護過程や歯科衛生過程のような自分たちの専門分野における問題解決思考ツールを用いているのではなく，管理栄養士や薬剤師にも同様のツールが存在しています．これらツールの大まかなプロセスは同じであることから，対象者の問題を共有するときだけではなく，目標を設定したり，計画を立てたりするときにも，互いに理解しやすいという利点があ

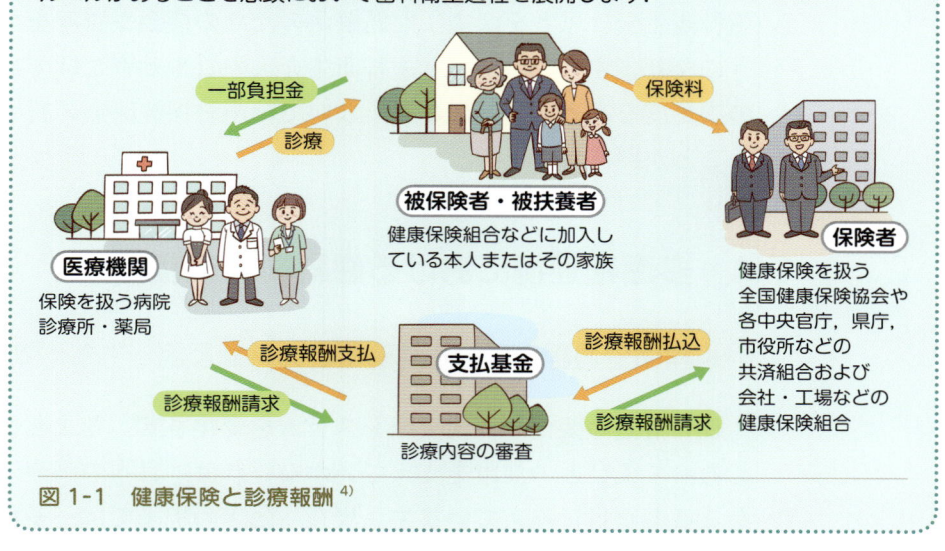
ります．さらに大枠が同じであることで，互いの専門性の違いもわかりやすくなります．

❷ 歯科衛生過程の概要

1―歯科衛生過程とは

　歯科衛生過程とは，歯科衛生士が「対象者の抱えている問題を明確化し，問題の解決方法を計画し，介入していくために必要な一連の思考と行

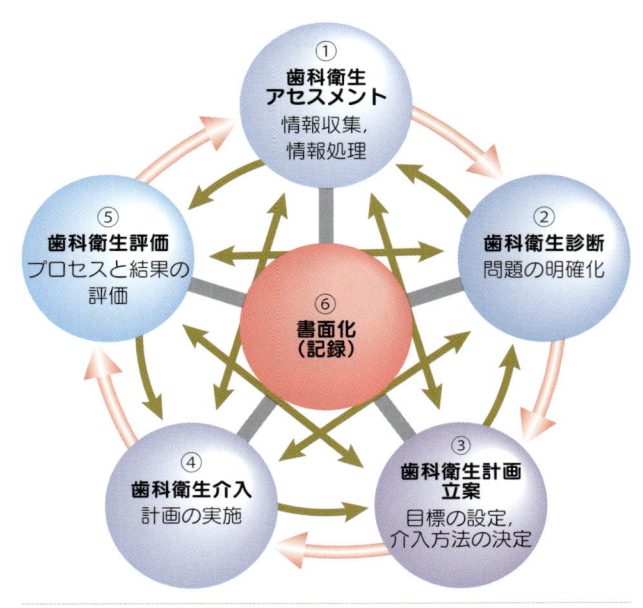

図 1-2　歯科衛生過程の 6 つの構成要素

動のプロセス」のことです．対象となる人の口腔の健康状態や生活習慣の
みならず，身体面，社会面，精神面などの情報を収集し，十分に分析しま
す（①歯科衛生アセスメント）．そのうえで科学的根拠に基づいた専門的
な判断（②歯科衛生診断）を行い，計画を立て（③歯科衛生計画立案），
対象者本人ならびに他職種と連携・協働しつつ，質の高い処置などを提供
します（④歯科衛生介入）．その後，得られた成果を客観的・主観的指標
に照らし合わせて，適切な介入ができたかを評価します（⑤歯科衛生評
価）（**図 1-2**）[5~7].

2—歯科衛生過程におけるアセスメント

歯科衛生過程はアセスメントで決まる

　歯科衛生士には対象者の健康支援を行う役割があり，対象者の歯科衛生
上の問題を見つけ出したり，問題を解決するためのよりよい方法を考えて
いく必要があります．

　歯科衛生過程を用いることで，問題解決のための思考が深まり，先を見
とおした実践につながります．歯科衛生過程の第一段階である歯科衛生ア
セスメントは，情報収集から始まります．そのため，情報収集がうまくい
かないとその後の歯科衛生診断や歯科衛生介入はうまくいきません．

3―どうしたら効果的にアセスメントできるか

必要な情報を考えるためには知識と理論がガイドになる

　　情報を収集するときには，その先に行う情報処理（整理・分類と解釈・分析）をイメージしながら行います．すなわち，意図的に情報収集すること，すなわち，判断できるように枠組みに沿って情報収集することが効果的です．歯科衛生過程における情報収集の枠組みとは，歯科医師の指示によって，歯科衛生士が対象者を担当する際に確認しなくてはならないアセスメント領域のことです．特に知識や経験が浅い初心者には，しっかりとした枠組みが必要になります．歯科衛生士が活動するために考えられたモデルや，活用できる理論で示された枠組みを用います．歯科衛生士養成教

表 1-1　歯科衛生ヒューマンニーズ概念モデル（歯科衛生ニーズとその定義）

領域	歯科衛生ニーズ	歯科衛生ニーズの定義	チェックポイント
①	Protection from health risk 健康上のリスクに対する防御	歯科衛生介入される際の医科的禁忌を避けたい，健康上のリスクから守られたい	身体の健康状態
②	Freedom from stress 不安やストレスからの解放	歯科衛生介入などの際に，恐怖や感情面の苦痛がなく，安心したい	介入への不安
③	Wholesome facial image 顔や口腔に関する全体的なイメージ	自分の口，顔の状態，口臭などに対して満足したい	審美的不満
④	Biologically sound dentition 生物学的に健全な歯，歯列	歯，修復物，補綴装置が健全な状態で，有害な微生物から防護され，十分に機能（咀嚼・咬合）し，食事を適切にとり，栄養を得たい	硬組織の健康状態
⑤	Skin and mucous membrane integrity of head and neck 頭頸部の皮膚，粘膜の健康	頭頸部の皮膚や口腔粘膜，歯周組織などの粘膜が健全な状態で十分に機能（呼吸・飲食・発声）し，有害な微生物から防護され，有害物質や外傷に侵されず，適切な栄養を得たい	軟組織の健康状態
⑥	Freedom from head and neck pain　頭頸部の疼痛からの解放	頭頸部における身体的不快感から逃れたい	疼痛や不快感
⑦	Conceptualization and problem solving　概念化と問題解決	自分の健康について，意思決定（判断・決定）できるように知識や概念を理解したい	口腔健康管理の知識
⑧	Responsibility for oral health 口腔の健康に関する責任	自己の動機づけ，身体的能力，生活環境に応じて行う口腔保健行動に対して責任をもちたい	口腔健康のための行動

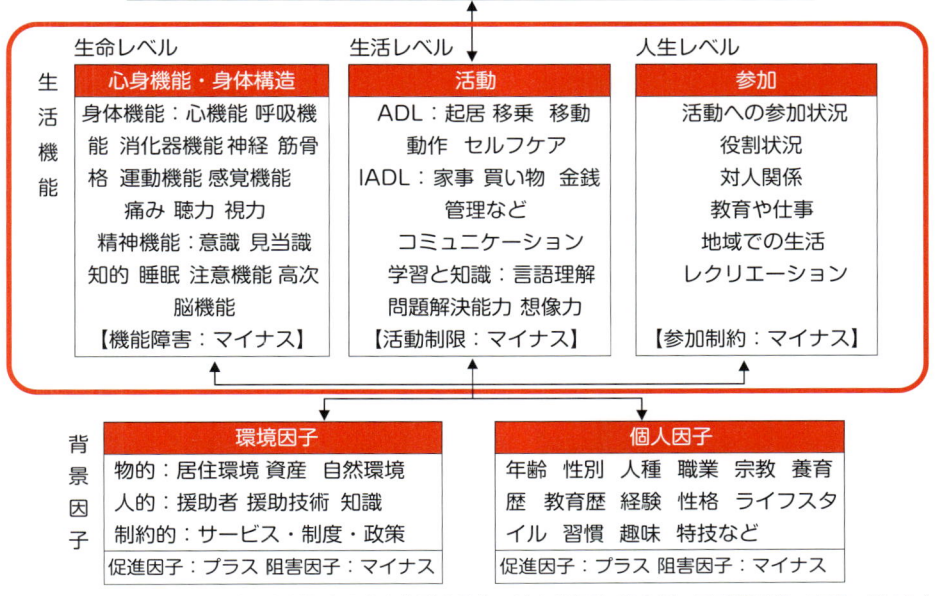

健康状態		
疾患 変調 栄養状態 薬 特別な治療 ケア 歯・口腔状態 その他		

生命レベル　　　　　生活レベル　　　　　人生レベル

生活機能

心身機能・身体構造	活動	参加
身体機能：心機能 呼吸機能 消化器機能 神経 筋骨格 運動機能 感覚機能 痛み 聴力 視力 精神機能：意識 見当識 知的 睡眠 注意機能 高次脳機能 【機能障害：マイナス】	ADL：起居 移乗 移動 動作 セルフケア IADL：家事 買い物 金銭管理など コミュニケーション 学習と知識：言語理解 問題解決能力 想像力 【活動制限：マイナス】	活動への参加状況 役割状況 対人関係 教育や仕事 地域での生活 レクリエーション 【参加制約：マイナス】

背景因子

環境因子	個人因子
物的：居住環境 資産 自然環境 人的：援助者 援助技術 知識 制約的：サービス・制度・政策 促進因子：プラス 阻害因子：マイナス	年齢 性別 人種 職業 宗教 養育歴 教育歴 経験 性格 ライフスタイル 習慣 趣味 特技など 促進因子：プラス 阻害因子：マイナス

（全国歯科衛生士教育協議会監修：障害者歯科 第2版. 医歯薬出版, 東京, 2013.）

図 1-3　ICF（国際生活機能分類）
「ICF」は「International Classification of Functioning, Disability and Health（国際生活機能分類）」の略で，正式名称を「生活機能・障害・健康の国際分類」といいます．ICFでは「健康状態」「心身機能・身体構造」「活動」「参加」「環境因子」「個人因子」の各要素を分類し，それぞれが相互作用していると考えます．

育で多く用いられているのは，Darby[8~10] らの歯科衛生ヒューマンニーズ概念モデルです（**表 1-1**）．個人対象で障害がある方や高齢者を対象とする場合には，ICF（国際生活機能分類，**図 1-3**）や口腔関連 QOL 尺度[11~13] などがあります．健康教育のように集団が対象の場合は，プリシード・プロシードモデル[14] が有名です（**図 1-4**，3章参照）．プリシード・プロシードモデルはミドリモデルともよばれ，第1段階の社会診断で目的を明確にし，第9段階の結果評価までを段階を追って進めていきます．歯科衛生過程のプロセスにあてはめると，第2から第4段階が歯科衛生アセスメントと歯科衛生診断のプロセス，第5段階が歯科衛生計画立案，第6段階が歯科衛生介入（実施），そして第7から9段階が歯科衛生評価にあたります．個人対象でも集団対象でも，対象者の状態に合ったものを活用するとよいでしょう．

　歯科衛生ヒューマンニーズ概念モデルの枠組みを用いて効果的にアセスメントを行うためには，現在の対象者の状態や状況をもとに8つの歯科衛

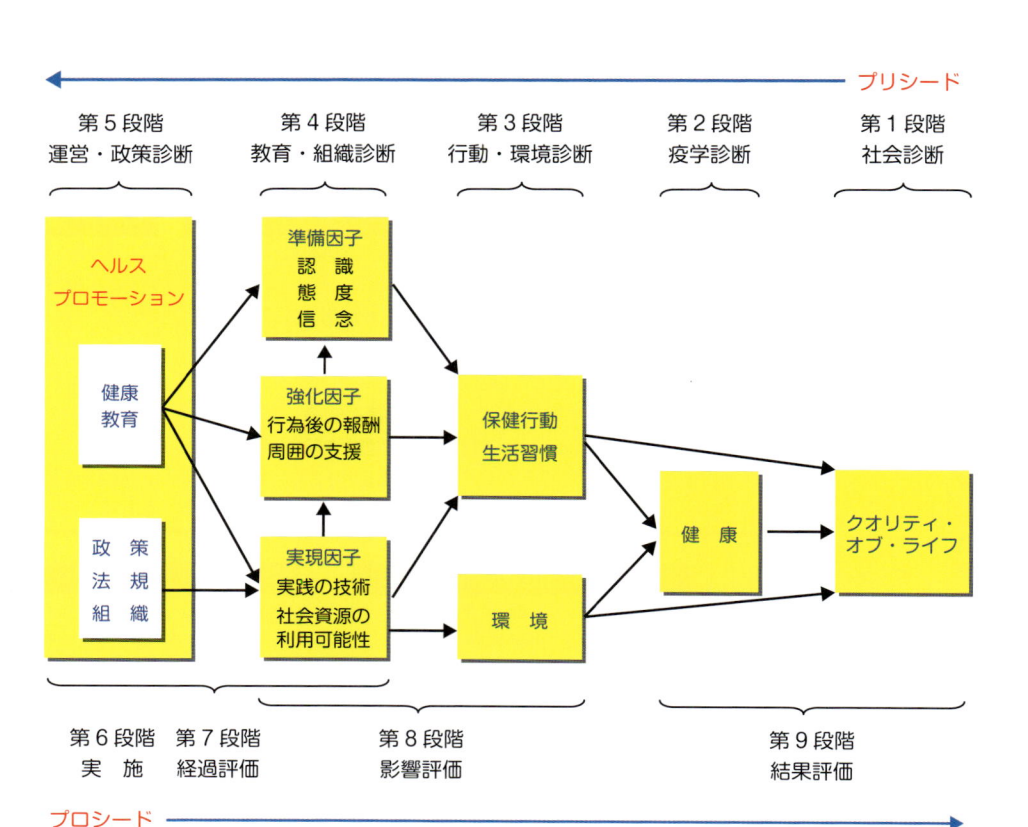

図 1-4　プリシード・プロシードモデル概説シート [14)

　ヘルスプロモーション活動展開のためにグリーンらによって開発されたプリシード・プロシード
モデルは，診断と計画に関わるプリシードと実施，評価に関わるプロシードの 2 つで構成されます．
個人や集団が好ましいライフスタイルを身につけるために必要な 3 つの因子（準備・強化・実現）
を分析し，その結果を基に教育的なものと環境的なものを組み合わせて展開します．

生に関するニーズ（歯科衛生ニーズ）の充足度を判断していきます．

　まず，歯科衛生ニーズの充足度に影響を及ぼす対象者の常在条件を考え
ます．常在条件とは対象者固有の条件のことで，発達段階の特徴，家族背
景，社会的役割，生活に対する思いや考え，心理的要因などのことです．

　次に，健康障害の程度，症状，関連する検査，治療などがどのように
なっているかを確認し，その後，それらが歯科衛生ニーズへどのような影
響を与えているか，ニーズが充足されているかをみます．

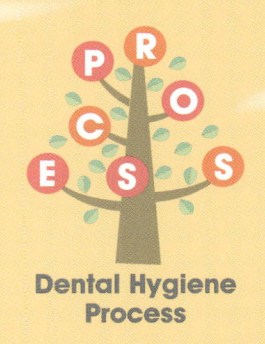

P R O C E S S

Dental Hygiene Process

2章

歯科診療室における歯科衛生過程の応用

　2章では，3つの事例を紹介します．まず，事例の概要として，それら事例の歯科衛生過程がどのように展開されているかを説明します．歯科衛生過程の進め方の復習やヒントにもなっています．

　事例のなかで，患者を担当する歯科衛生士は，新人ではなくプリセプターを担う歯科衛生士です．新人がわからないことをこのプリセプターとエルダーが本文中で説明しています．

　臨床現場の新人教育に取り入れられている制度に，プリセプターシップがあります．この制度は，看護師の新人育成で活用され，公益社団法人日本歯科衛生士会発行の「歯科衛生士新人技術支援共通ガイドライン」にも明記されています[1,2]．

　プリセプターとは，新人をマンツーマンで指導したり，フォローする先輩のことです．新人が臨床スキルを習得する際に行動をともにし，先輩として新人のメンタル面もサポートします．新人の悩みを聴いたり，不安を和らげながら，新人が自信を失くしてしまわないように努めます．新人を教えサポートすることで，プリセプター自身の学びとなり，新人とともに成長できるとされています．

　エルダーは年長者，経験者を意味し，プリセプターを指導する人のことです．

　新人はプリセプティともよばれます．

3つの事例の概要と見方

　事例1と2は，歯科衛生士が歯周基本治療を担当した事例です．歯周基本治療は，歯科衛生士が関わる機会が多い治療の1つです．患者のライフステージや生活背景，患者の価値観，障害の有無などを理解して関わることが重要です．

　事例3は歯科衛生士が周術期口腔機能管理を担当した事例です．歯周基本治療の流れや対応とは異なり，専門用語が多く出てきますので，症例の解説に沿って少し詳しく説明します．

1―事例1～3の流れ

　事例1～3とも，まず症例の概略，次いで患者が歯科診療所に来院したときの流れを【1】～【5】に，歯科衛生過程のプロセスと書面化を【6】～【8】に示します．

2―1回目（〇月〇日）初診時：受診の流れ

　患者は受付で診療を申し込み，保険証とともに紹介状やお薬手帳などを渡します．診察を待つ間，患者は健康調査票に記入します．そして歯科医師や歯科衛生士から医療面接や検査を受け，それらの結果から歯科医師による診断と治療方針が決まります．その後，歯科医師の指示によって歯科衛生士が患者を担当します（図2-1-1）．

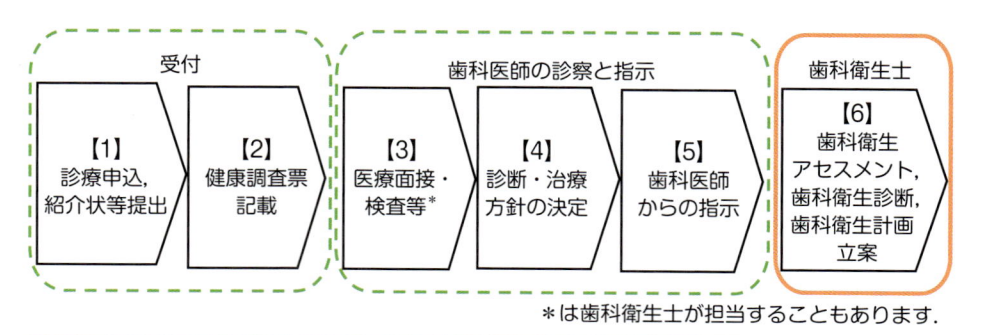

＊は歯科衛生士が担当することもあります．

図2-1-1　初診時の受診の流れ

3—2〜〇回目（〇月△日〜□月◇日）歯科衛生介入（実施）時：受診の流れ

歯科衛生士は，歯科衛生業務を進めるにあたり，必要な歯科衛生アセスメントを行います．歯科衛生士は，患者との関係構築に努めながら，患者の問題解決に取り組んでいきます（図2-1-2）．

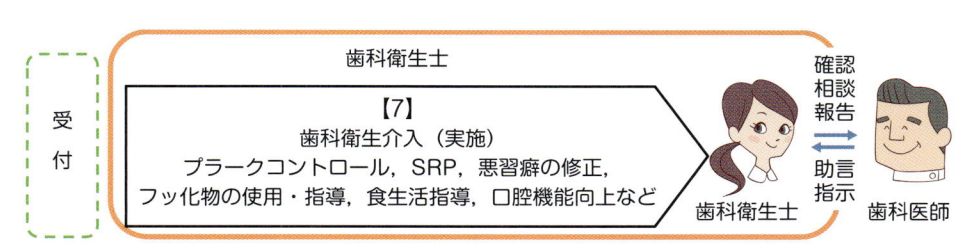

図 2-1-2　歯科衛生介入（実施）時の受診の流れ

4—〇回目（△月□日）歯科衛生評価時：受診の流れ

歯科衛生介入（実施）ののち，介入による成果を評価し，次のアクションへ進みます（図2-1-3）．たとえば，歯周基本治療のみで治癒したり，病状が安定すれば，メインテナンスやサポーティブペリオドンタルセラピー（SPT）に進みます（図2-1-4参照）．

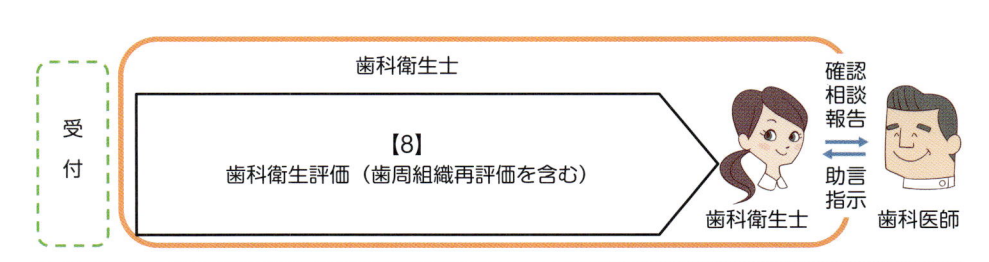

図 2-1-3　歯科衛生評価時の受診の流れ

次に図2-1-1〜3の【1】〜【8】の項目ごとに説明します．

【1】 診療申込，紹介状等提出

　　初診の患者は，学校や医療機関から歯科診療所を紹介された場合，紹介状（依頼文書）を持っています．また，お薬手帳がある場合には，必ず提出してもらいます．それらはとても重要な患者情報が記載されているので，必ず確認するようにしましょう．

【2】 健康調査票記載

　　健康調査票は，問診票や診療申込書など，さまざまな呼び名で歯科診療所独自のものが用いられています（表2-1-1）．本書では以下の健康調査票を使用します（各事例では患者が記載したことのみを抜粋して示します）．

表2-1-1　健康調査票[3]

<table>
<tr><td colspan="4" align="center">健康調査票</td><td>○○歯科</td></tr>
<tr><td rowspan="2">氏　名</td><td rowspan="2"></td><td>性別
男・女</td><td colspan="2">生年月日
　　　月　　　日</td><td>年
歳</td></tr>
<tr></tr>
<tr><td>住　所</td><td colspan="5">〒　○○○-○○○○　　　　○○県○○市○○町○○</td></tr>
</table>

該当の場合，□を■にぬりつぶしてください　　　　　　　　　記入（　　　年　　　月　　　日）

当院ははじめてですか	□はじめて　　□前に来たことがある（　　　年　　月頃：　　　　　　） ※ どのような治療ですか（　　　　　　　　　　　　　　）
本日来院された理由を教えてください	□むし歯の治療をしたい　　□検査を受けたい　　□つめ物がとれた □義歯を入れたい　　□歯並びを治したい　　□歯の清掃をしてほしい □歯周病の治療をしたい　　□相談　　□予防 □その他（　　　　　　　　　　　　　　）
痛みや違和感がありますか	□なし　　□あり　　□以前はあった ありと答えた方は ※ にお答えください
※ どこがおかしいですか	□歯　（　　　　　）　□頰　（　　　　　）　□唇　（　　　　　） □歯ぐき（　　　　　）　□舌　（　　　　　）　□顎　（　　　　　）
※ どのような状態ですか	□ズキズキ痛い　　□ずっと痛い　　□かむと痛い □痛んだり止んだり　　□しみる（冷・熱・甘）　　□その他（　　　）
歯を抜いたことは	□なし　　□あり（　　　年　　月頃　）
歯を抜いたときの異常は	□なかった　　□血が止まりにくい　　□熱が出た □麻酔がきかない　　□貧血を起こした　　□何日も痛みが続いた
あなたの健康状態は	□普通　　□よくない（理由　　　　　　） □生理中　　□妊娠中（　　　カ月）
薬・食べ物でアレルギーや過敏は	□なし □あり　　薬・食品名（　　　　　　　　　　　　） 症状（じんましん・下痢・かゆみ・その他　　　　）

（次頁へつづく）

表 2-1-1　健康調査票（つづき）

いままでにかかった病気	□心臓病　　　　　□腎臓病　　　　　□肝臓病 □糖尿病　　　　　□リウマチ　　　　□血液疾患 □その他（	現在は　　□治癒　　□中止 □高血圧　　□なし 　　　　　　　　　　　　　　　　）
現在かかっている病気	□心臓病　　　　　□腎臓病　　　　　□肝臓病 □糖尿病　　　　　□リウマチ　　　　□高血圧 □血液疾患 □その他（　　　　　　　　　　　　　　　）	主治医　（　　　　　　　　　）病院の （　　　　　　　　　）先生 （　　　　　　　　　）病院の （　　　　　　　　　）先生
ご家族で病気をおもちの方はいますか	□いいえ □はい　　続柄（　　　　　）　病名（　　　　　　　　　　　　　　　　　　　　　）	
飲んでいる薬	□なし □あり（　　　　　　　　　　　　　　　　　　　　　　　　　　　　　　　　　　　）	
歯磨きについて	1．1日のブラッシングの回数と時間 　　1日（　　　）回　□起床後　　□朝食後　　□昼食後　　□夕食後　　□就寝前 　　　　　　　　　□その他（　　　　　　　　　） 　　1回につき（　　　　　分） 2．歯磨きはどのように行っていますか 　　方法（　　　　　　　　　　　　　　　　　　　　　　　　　　　　　　　　　） 3．使用している清掃用具 　　□歯ブラシ　　□歯間ブラシ　　□デンタルフロス　　□その他（　　　　　） 　　・歯ブラシの交換時期（　　　　　　　　　　　　　　　） 4．歯磨剤　　□使用している　　□使用していない 　　・商品名（　　　　　　　　　　） 5．ブラッシング指導の経験 　　□あり　　□なし 　　・いつごろですか（　　　　　　　　　　　　　　　） 6．歯石をとったことがありますか 　　□あり　　□なし 　　・いつごろですか（　　　　　　　　　　　　　　　）	
嗜好品がありますか	□なし □たばこ1日（　　　）本　　□お酒　週に（　　　）日　1回に（　　　　　）を（　　　）杯 □食べ物（　　　　　　　　　　　）　□その他（　　　　　　　　　　）	
食生活について	食事（　　　）回／日 　朝食　□あり・□なし　　昼食　□あり・□なし　　夕食　□あり・□なし 　その他（　　　　　　　　） 間食（　　　　　）回／日 　時間（　　　　　　　　　　　　　　　　　　　　　　　　　　　） 間食　飴　（のど飴，ミント類含む）　　甘味飲料 　　　チョコレート　　　　クッキー　　　ケーキ 　　　その他（　　　　　　　　　　　　　　　　　　　　）	
歯の治療について	□なんともない　　□こわい　　□気分が悪くなる　　□なんとか我慢できる	
診療についてのご希望	□悪いところはすべて治したい　　　　　□今回は応急処置のみ □自費でもかまわない　　　　　　　　　□あらかじめ概算を聞いておきたい □その他・ご相談等 （　　　　　　　　　　　　　　　　　　　　　　　　　　　　　　）	
上記に関して相違なければ，サインしてください． お名前　　　　　　　　　　　　　　　　　　　　　　年　　　月　　　日		

【3】 医療面接・検査等

　初診時に情報収集した歯科医師や歯科衛生士による医療面接の結果や検査データを示します.

主　訴：来院した主な理由. 最も強く訴える症状.
現病歴：主訴である症状がいつから, どのように始まり, どのような経過をたどったか.
歯科的既往歴：歯科疾患に関する病歴（本書の各事例では今回の歯科衛生業務に関係することのみを抜粋して記載）.
医科的既往歴：医科疾患に関する病歴（本書の各事例では今回の歯科衛生業務に関係することのみを抜粋して記載）.
検査結果：口腔内写真, エックス線写真, 歯周精密検査の結果など

【4】 診断・治療方針の決定

　歯科医師の診断と治療方針を示します. これによって歯科衛生士は, 患者の主な歯科衛生上の問題に焦点を当てて考えながら情報収集を行います.

　歯科衛生士が最も多く関わるものの1つが歯周基本治療です. この歯周治療の経験が, 在宅や周術期の口腔衛生管理に活かされます. 歯周治療は診療体系が明確で, 治療の流れがガイドラインで示されています（**図2-1-4**）. 歯科衛生士は, 歯周治療を含め, すべての治療を診療体系に沿って進めていきます.

【5】 歯科医師からの指示

　担当する歯科衛生士が決まり, 歯科医師から歯科衛生士へ治療内容が指示されます.

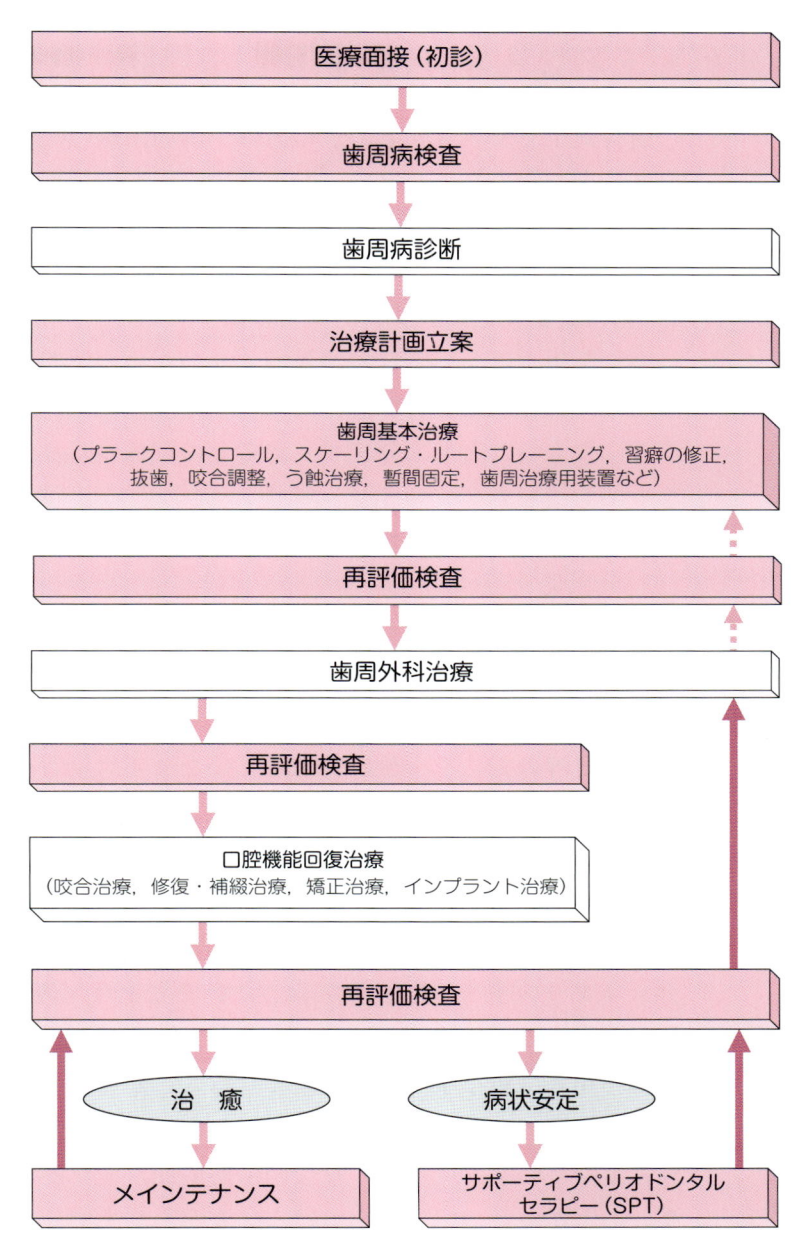

（非特定営利活動法人日本歯周病学会編：歯科衛生士のための歯周治療ガイドブック．医歯薬出版，東京，2009．非特定営利活動法人日本歯周病学会編：歯周治療の指針2015．医歯薬出版，東京，2016．）

図2-1-4　歯周治療の標準的な進め方[4]
　ピンク色は状況，状態に応じて歯科医師の指示により歯科衛生士が担当する．

歯科衛生アセスメントの進め方は，歯周治療のためなのか，周術期口腔機能管理のためなのかといったように，患者の状態と歯科医師の指示内容によって変わります（1章参照）．

1）歯科衛生アセスメント─情報収集

歯科衛生士は，患者との関係づくりのための情報交換とセルフケア支援のための情報収集を行います．関係づくりのための情報交換がセルフケア支援に役立つこともあります．患者との関係づくりを行いつつ，なぜそうなってしまったのか（過去，原因），これからどうしていきたいのか（未来，目的）などについて，情報収集していきます．

2）歯科衛生アセスメント─情報処理（整理・分類，解釈・分析）

本書では，歯科衛生に関わる8つのニーズ（歯科衛生ニーズ）で情報の分類を行います（**表1-1**参照）．

情報処理の方法を十分に理解していたり，対象者を全人的・包括的に捉えることができる経験豊富な歯科衛生士は，歯科衛生アセスメントの作業を頭の中で行うことができます（5章参照）．

初心者は知識も経験もないので，何が問題なのか，何が原因なのか，領域ごとの関連を頭の中だけで考えたりすることは難しいのです．このためチェックリスト[3,5]を活用するとよいでしょう（**表2-1-2-A**）．ある程度学習が進んでいれば，ポイントを押さえて記載し，領域間の関係を考えながら分類して最小限の記載で済ませることができます（**表2-1-2-B**）．

初心者は，口腔衛生状態には着目しますが，年齢，性別，配偶関係，教育程度などの基本属性や，社会経済的側面，文化的側面については考慮しないことが多いので，気をつける必要があります．ライフステージによって心身の発達段階が異なり，生活が変わったり，役割が変わることで抱えがちな課題があります（5章参照）．それらは，歯科衛生ニーズへも影響を及ぼします．

たとえば，女性の一生でも，年代によって女性ホルモンの変化があり，それが心身へ影響し，健康課題にも関連します（診断句に年齢や性別を加えると意識しやすくなります）．人を全体で捉える（全人的）ということは，対象者がライフステージのどこにいるのかというようなさまざまな視点からみて，歯科の課題と関連がないか広く深く考えるということです．

表2-1-2　歯科衛生アセスメント

A. チェックリストがある場合の例　　　　　　　　　　　　　　　　　　　　　該当する項目を■に塗る

実在の問題があることを示す 症状，徴候の確認	問題の原因やリスクがあることを示す 関連因子の確認
①身体 次の症状・徴候は？　□無　■有 ・リスクへの不安の訴え	原因・関連因子は？　■無　□有 □歯科への誤解や悪印象の訴え □かかりつけ医院がないとの発言 □知識不足を示す発言 □処方薬を用法どおり服薬しない
■全身疾患（病名：骨粗鬆症，坐骨神経痛　） ■服薬（薬名：エディロール®カプセル*， 　　　　メチコバール®錠*　） □異常なバイタルサイン	□感染/損傷リスクを示す徴候 □意識レベルの低下を示す徴候 □咳嗽・嘔吐反射の抑制
□嚥下障害，喉頭反射障害，舌咽頭反射障害 □特定物質への接触後のアレルギー症状 □その他	□喉頭反射・舌咽頭反射障害を引き起こす疾患 □顎・口腔・頸部領域の手術や外傷 ■その他　68歳，女性，女性ホルモンの低下，加齢

B. チェックリストを使用しない場合の例

	主観的情報（Sデータ）	客観的情報（Oデータ）
①身体	・2年前から骨粗鬆症，坐骨神経痛 ・服薬は担当医師の指示どおり守っている．	・エディロール®カプセル，メチコバール®錠 　（お薬手帳）

*エディロール®カプセル：一般名：エルデカルシトールカプセル．活性型ビタミンD_3製剤で，小腸からのカルシウムの吸収を促進し，骨量の減少を抑える．
*メチコバール®錠：一般名：メコバラミン錠．ビタミンB_{12}製剤で，貧血や末梢神経痛などを改善する．

3）歯科衛生診断－歯科衛生上の問題リストの作成

　歯科衛生上の問題をリストで示します．いわゆる歯科衛生診断文（原因句と診断句）の作成です．優先順位をつけて示しますが，これは必ず書面化するところです．しっかり書けていれば，情報処理のプロセスもここからみえるので，書面化の省略が可能になります．

　本書では，原因句に「a. b. ……」をつけて示し，他の領域と重複する場合は，それがわかるように示し，同じことを何度も書かないようにしています（**表2-1-3**）．

表 2-1-3 歯科衛生上の問題リスト

#	領域	種類	歯科衛生診断文
2	⑤軟組織	診断句：歯肉炎症反応亢進状態 原因句：b〜e 同上 　　　　f．加齢による変化に対する認識不足（骨粗鬆症と歯周病の関連，唾液分泌低下） 　　　　g．飲食の仕方が口腔健康に及ぼす影響に対する知識不足 　　　　h．……	

※表 2-2-4（事例 1）から抜粋

🧑‍🦰 **新人**：分析過程の記録はすべて残さなくてもいいってホントですか？

👩 **プリセプター**：そうね．分析過程がわかると指導しやすいけど，臨床では，できるだけ簡潔に，効率よく，短時間にということも大事なの．必要な情報が収集・記載されていることが前提だけど，ポイントとなる部分を最小限に残すという方法も考えるの．新人では，いきなり問題リストを作りなさいといってもできないので，アセスメントのガイド（項目）が書かれたチェックリストなどを使いながら記載して，徐々にステップを踏んでね．

🧑‍🦰 私は，チェックリストなしでは全くできないです！　ところで「診断句には，症状や徴候は記載せず，症状や徴候から判断した対象者の状態を記述する」って学校で教わったのですが，『プラーク付着』が原因で『歯肉炎症』が問題だったら簡単なのに，間違いですか？

👩 そうよね．でも歯科医師の診断は「プラーク性歯肉炎」ではなかった？

🧑‍🦰 そうでした．どおりで簡単に作れたと思った．

👩 間違いというよりも，歯科衛生の見方を反映させることが大事だから，どうしてプラーク付着しているのか，を考えて「歯科衛生士としての判断」を入れるようにしましょう．そして，患者さんは症状・徴候に困っているというより，症状・徴候によって生じる生活への支障のほうが問題と思っているということもあるわ．診断句すべてを患者さんの反応とするのは難しいところもあるし，たとえば痛みなどは，それそのものが生活の支障になるしね．

🧑‍🦰 そうか！　患者さんの問題を解決するために私たちが支援するから，歯科衛生士としての判断を表しつつ，患者さんを主体にして考えるようにするのですね．

4）歯科衛生計画立案

　歯科衛生診断文（原因句と診断句）から大体の目標がわかります．「長期目標」が診断句で示された問題の軽減・消失もしくは改善です．「短期目標」は原因句で示されたことの軽減・消失もしくは改善で，これらの原因句がすべて解決することで，診断句で示された問題が解決するという関係になっているからです．評価日は想定しておきますが，予定どおりにはいかないことが多いので，計画立案のときに細かすぎる予定は立てなくてもよいでしょう．臨床現場では時間をかけて記録をとることが難しいので，記載内容が重複しないようにして時間短縮，効率化を図りましょう．

　　たとえば　＃2　診断句：68歳女性　歯肉炎症反応亢進状態
　　長期目標：再評価時にTOさんの歯肉炎症が消失する（BOP（−））
　　短期目標：1回目，加齢により変化した身体と疾患を説明できる（骨粗鬆と歯周病の関連，唾液分泌低下とそれによる口腔疾患との関連）
　　　　　　　　2回目，‥‥

　歯科衛生計画は，目標が達成するように立案していきます．
　たとえば，診断句が「＃1　歯ぐきがしみるような感じの不快感」の場合は，**表2-1-4**のような計画を立案します．

表2-1-4　歯科衛生計画立案

C-P	術者磨き
E-P	a 歯間ブラシの誤用による擦過傷であることを説明 b 清掃用具の選択（商品名○○Mサイズ歯ブラシ，商品名○○Sサイズ歯間ブラシ） c ‥‥，d ‥‥，e ‥‥
O-P	a〜eの理解度，使い方の確認，PCRの変化，擦過傷の状態を確認，症状消失の確認

※表2-2-6（事例1）から抜粋
※C-P：ケア計画（Care Plan），E-P：教育計画（Education Plan），O-P：観察計画（Observation Plan）

　　　🧑 「計画時に評価日を具体的に決めて」と習ったのですが，日程は決めなくてもいいのですか？
　　　👩 1〜2週間先までなら日程をはっきり決められるでしょうけど，数カ月先までは難しいでしょ．この患者さんはお仕事をされてないから，比較的，予定がたてやすいの．でも，本人やご家族の体調の変化な

どによって来られない日も当然でてくるわ.

🧑 歯周基本治療だと，プラークコントロールの指導やSRPに回数も時間がかかるからですか？

🧑 そうね．歯周基本治療のように治療期間が数カ月間にわたる場合，あまり先まで予約日を決められないことがあるでしょ．その場合は，大体の目安を示しておくと想定したとおりに治療が進まないときでも調整しやすいのよ．歯科衛生評価のときにちゃんと評価できる表現，あるいは評価基準を示しておくことを忘れずにね.

🧑 ルンバをスマートに踊ろう♪ですね！

■ルンバ（RUMBA）[6] とスマート（SMART）

　目標設定のときには注意すべきことがいくつかありますが，それを忘れないようにするために，新人が「ルンバをスマートに」と表現しました．「ルンバ」は，学校で教育目標を立てるときなどによく使われるもので，「スマート」はビジネスで目標を設定するときによく使われます．覚えておくと便利です.

R	Real	目標が現実的か
U	Understandable	理解可能な言葉か
M	Measurable	目標の到達が測定可能か
B	Behavioral	行動レベルか
A	Achievable	達成可能か

S	Specific	具体的か
M	Measurable	測定可能か
A	Achievable	達成可能か
R	Relevant	ニーズに合っているか
T	Time-bound	期限つきか

英語では覚えにくいという人は「ぐ・た・い・て・き」と覚えておくとよいでしょう.

ぐ	（具体的）
た	（達成可能）
い	（意欲・意義）
て	（定量的に測定可能）
き	（期限つき）

【7】 歯科衛生介入（実施）

　問題ごとに SOAP もしくは SOAPIE で記載します．問題ごとに記載して，介入内容が同じであれば「以下同じ」というようにします．たとえば，「歯肉の炎症がある」という問題と「不快感がある」という問題がある場合，**表 2-1-5** のように分けて記載します．

　SOAP は POMR の記録方式で，医療現場で広く用いられています．主観的情報（S）と客観的情報（O）を記録し，これらの情報をアセスメント（A）して計画（P）を立てる方式です．「S：〜，O：〜，A：〜，P：〜」と**表 2-1-5** のように表記します．SOAPIE は SOAP とほぼ同じですが，P に記載する計画を実践（I）と評価（E）に区別して記載します．

表 2-1-5　歯科衛生介入の記録

＃1　歯ぐきがしみるような感じの不快感
S：　歯間ブラシ使用時，右上前歯の出血は続いているが，しみる感じは落ち着いた……
O：　<u>3</u>｜擦過傷は治癒するが，歯肉出血あり．歯ブラシはパームグリップ，圧が強くストローク大
A：　歯間ブラシの選択・使用法改善により傷・不快感消失．歯ブラシの選択・使用法に問題あり
P：　E-P（TBI）歯ブラシは普通の硬さ，ペングリップで把持……
＃2　歯肉炎症反応亢進状態
S：　……

※表 2-2-8（事例1）から抜粋

 問題ごとの記載って面倒じゃないですか？

 私もそう思っていたけれど，<u>問題ごとに記載しないと，何のために行っているかが曖昧になってくるのよ</u>．問題ごとに記載していくと，その問題が解決に向かっているか毎回確認するし，実際解決したときもわかりやすいわ．記録が長くならないように，簡潔に記載することも心がけるようになるしね．

【8】 歯科衛生評価

　短期目標達成の評価は歯科衛生介入の途中で行うため，評価したときに記載します．目標と評価のシートをまとめておくと，いつ何が達成したか，あと何を解決していけばよいのかが一目でわかるので，準備しておく

表 2-1-6　歯科衛生介入の記録と目標・評価の一覧表

A. 9月22日　3回目の歯科衛生介入の記録

9/22	＃1　歯ぐきがしみるような感じの不快感
	S：　出血もなくまったくしみなくなった．歯ぐきが少し引き締まって傷もないとのこと
	O：　3̲歯肉炎症改善，擦過傷消失，清掃用具適切使用，自己観察ができている
	A：　**＃1の問題解決（長期目標，短期目標　全達成）**
	P：　**以降＃2の問題のみ介入**
	＃2　歯肉炎症反応亢進状態

※表 2-2-9（事例1）から抜粋

B. 目標と評価の一覧表

■：達成　▨：一部達成　□：達成せず　　　／　　：評価月/日

＃	領域		目標	評価日
1	⑥疼痛	長期目標	3週間後には不快感がなくなったと述べる	■9/22
		短期目標	a.　不快感や出血は歯間ブラシの誤用による傷であると説明できる b.　清掃用具を適切に選択できる（大きさ，形態） c.　……	■9/1 ■9/22

※表 2-2-12（事例1）から抜粋

と便利です（**表 2-1-6**）.

> 　一つの短期目標の達成度を評価しましたが，歯科衛生士の関わり方に対する患者による評価はすべての目標が達成したときにまとめて行うとよいでしょう．ただし，気になることがあるときは，その都度しっかりと振り返り，記録してください．

　事例によって，患者の治療内容，治療手順が異なり，進め方も異なりますので，事例ごとの違いを確認しながら，読み進めてください．

　4章では，歯科衛生アセスメントの情報処理から，患者の受診の流れに沿って，歯科衛生診断，歯科衛生計画立案のワークを行いながら，歯科衛生過程のプロセスと書面化を体験できます．

　すべての長期目標の評価が終わったら，歯科衛生士の関わりを評価する「対象者の主観的満足度」についても評価しましょう．対象者が口にした評価は，評価日の記録用紙に記載したり，全体を通じての要約の中や，歯科衛生過程の全プロセスの振り返りの記載中に加えてもよいでしょう．

事例1 老年期の歯周基本治療

1—事例紹介

　68歳女性．以前受診していた歯科医院への通院が遠くて大変になり，疎遠になってしまった患者 TO さんです．口の問題が気になっていたところ，自宅の近くに歯科医院を見つけ，受診されました．日常生活に支障はありませんが，この世代特有の全身の健康状態を抱えています．

　この対象者の口腔の健康は何が問題で，歯科衛生士としてどのような支援を行っていけばよいでしょうか．

2—初診時（2018年9月1日）の受診

1. 診療申込，紹介状等提出

　患者 TO さんは，自宅から徒歩3分の場所にある□□□歯科医院に診療の申し込みをされました．

2. 健康調査票記載

　TO さんが受付で記載した健康調査票です．記載されたことのみを抜粋して示しています（**表 2-2-1**，**表 2-1-1** 参照）．

表 2-2-1　健康調査票

健康調査票			□□□歯科医院
氏　名	TO	性別 男・⦿女	生年月日　1951　年 10　月　1　日　　67　歳
住　所	〒 ○○○-○○○○　　○○県○○市○○町○○		

該当の場合，□を■にぬりつぶしてください　　　　　　　　記入（ 2018 年 9 月 1 日）

当院ははじめてですか	■はじめて
本日来院された理由を教えてください	■その他（右上前歯から血が出る　　　　　　　　　　　　　　）
痛みや違和感がありますか	■あり ありと答えた方は ※ にお答えください

（次頁へつづく）

表 2-2-1　健康調査票（つづき）

※ どこがおかしいですか	■歯　（右上の前歯　　　　　　　　　　　　　　　　　　） ■歯ぐき（右上の前歯の辺り　　　　　　　　　　　　　　）
※ どのような状態ですか	■その他（歯間ブラシのときに血が出る　　　　　　　　　）
歯を抜いたことは	■あり（　　　年　　　月頃　　7〜8年前頃）
歯を抜いたときの異常は	■なかった
あなたの健康状態は	■普通
薬・食べ物でアレルギーや過敏は	■なし
いままでにかかった病気	■なし
現在かかっている病気	■その他（骨粗鬆症，坐骨神経痛）　　主治医（骨太整形外科　）病院の（石崎　　　）先生
ご家族で病気をおもちの方はいますか	■いいえ
飲んでいる薬	■あり（エディロール®カプセル*，メチコバール®錠*（お薬手帳で確認）　　　　）
歯磨きについて	1．1日のブラッシングの回数と時間 　1日（　2　）回　■朝食後　　■就寝前 　1回につき（　3　分） 2．使用している清掃用具 　■歯ブラシ　　■歯間ブラシ 　・歯ブラシの交換時期（　年に2，3回　　　　　　） 3．歯磨剤　■使用している 　・商品名（　不明　　　　　） 4．ブラッシング指導の経験 　■あり 　・いつごろですか（　数年前　　　　　　　　　　） 5．歯石をとったことがありますか 　■あり 　・いつ頃ですか（　数年前　　　　　　）
嗜好品がありますか	■食べ物（　甘いもの　　　　　）
食生活について	食事（　3　）回／日 　朝食■あり　昼食■あり　夕食■あり 間食（　1　）回／日 　時間（　夕方　） 　間食内容 （飴）（のど飴，ミント類を含む），（チョコレート）
歯の治療について	■なんともない
診療についてのご希望	■悪いところはすべて治したい
上記に関して相違なければ，サインしてください. 　お名前　　　　　T O　　　　　　　　　　　2018　年　9　月　1　日	

*エディロール®カプセル：一般名：エルデカルシトールカプセル．活性型ビタミンD_3製剤で，小腸からのカルシウム吸収を促進し，骨量の減少を抑える．
*メチコバール®錠：一般名：メコバラミン錠．ビタミンB_{12}製剤で，貧血や末梢神経痛などを改善する．

3. 医療面接・検査等

　口腔内写真，口内法エックス線写真，検査値を示します（図2-2-1～4）．
　主　訴：1カ月くらい前から血が出ることに気づいた．痛みは特にない．<u>3</u>｜あたりがときどきしみるような気がする．何年か前にも同じように血が出て，別の歯科医院に通院していた．その歯科医院には遠くて通わなくなり，徒歩3分の当歯科医院に来院した．

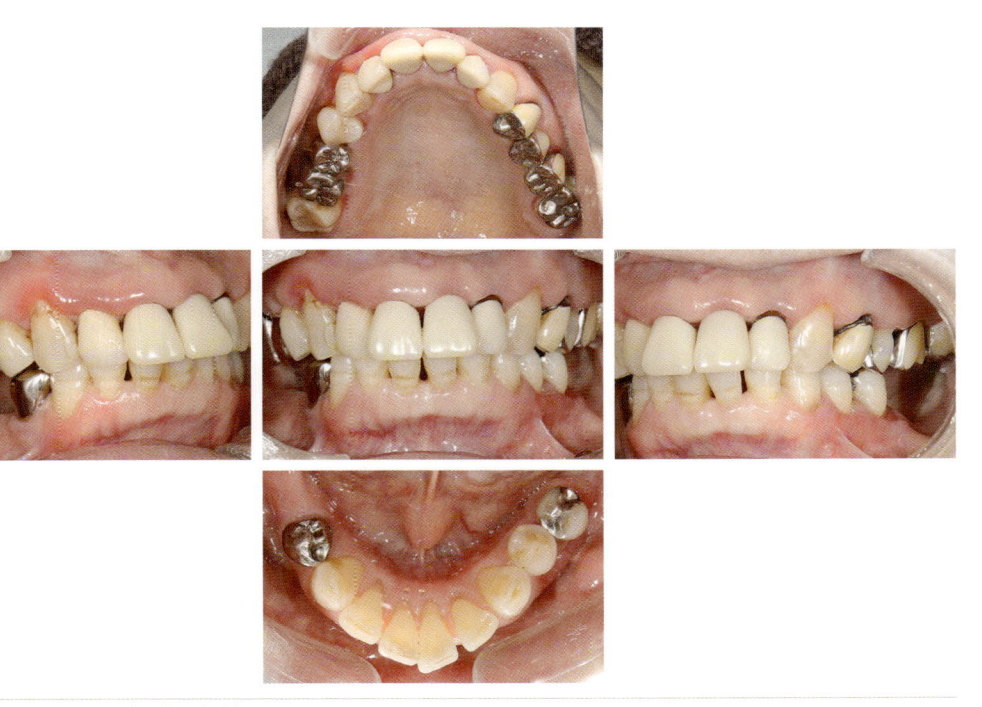

図 2-2-1　口腔内写真（初診時）
歯肉の色・形・厚み・退縮・傷，出血の状況，歯面の光沢，補綴装置の適合などを観察する．

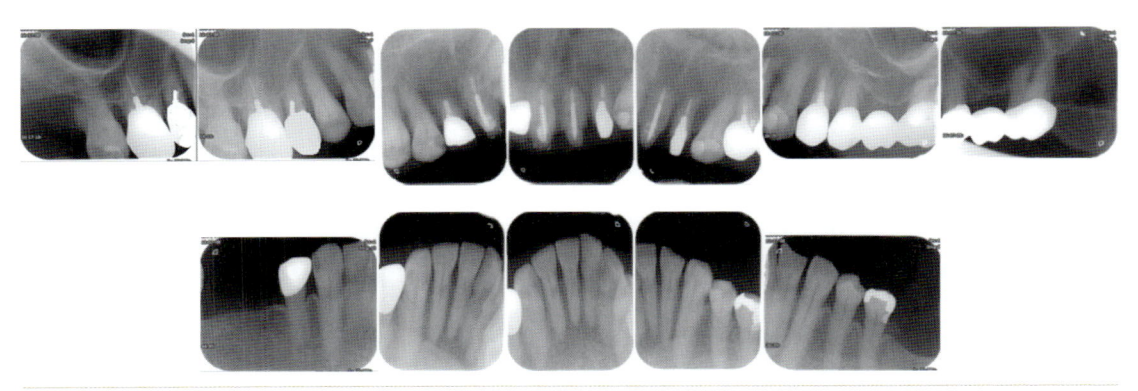

図 2-2-2　口内法エックス線写真（初診時）
歯槽骨の吸収程度（水平吸収，垂直吸収），歯根膜腔の幅，歯石や根分岐部病変の有無などを観察する．最後に口腔内写真とエックス線写真を照らし合わせる．

歯の動揺度		0	0	0	0	0	1	1	1	0	0	0	0		0	
ポケットの深さ		5 3 5	3 2 2	3 2 3	3 3 5	4 3 3	3 3 4	3 3 3	3 3 5	2 3 3	2 3 4	2 4 2	5 5 3		5 4 5	
		5 3 7	5 3 4	3 4 3	5 5 6	5 3 4	3 3 3	3 4 3	3 4 3	3 3 3	3 3 3	3 3 4	4 5 4		6 4 5	
	8	7	6	5	4	3	2	1	1	2	3	4	5	6	7	8
歯式	△	CR	FMC	FMC	CR	CR, CO	HJC	————		HJC	CR	FMC	└—— △ Br ——┘		△
					E	D	C	B	A	A	B	C	D	E	
歯式	△	PD	PD	PD	FMC	Att ————				———— Att	CR	In	PD	PD	△
	8	7	6	5	4	3	2	1	1	2	3	4	5	6	7	8
ポケットの深さ						3 2 3	2 2 1	2 3 1	2 3 1	2 2 1	2 2 1	2 3 2	3 4 2	3		
						3 2 3	3 3 3	3 1 3	3 1 3	1 2 1	2 2 1	3 2 2	3 4 4	3 3		
歯の動揺度						0	0	1	1	0	0	0	0			

◯は出血（BOP） BOP＝53.8%

| 歯　石 | □なし | ■あり（下顎前歯舌側に縁上歯石 | ） |
| 歯肉の状態 | □良好 | ■腫脹（ブラッシングおよび歯間ブラシ挿入時に 3│唇側より出血，擦過傷 | ） |

図2-2-3　歯式および歯周精密検査

診査時に全歯エアブローをすると痛みはないがしみる感じがするとのこと

△：欠損，CR：コンポジットレジン充塡，FMC：全部金属冠，CO：要観察歯，HJC：硬質レジンジャケット冠，Br：ブリッジ，PD：部分床義歯，Att：咬耗症，In：インレー．

PCR＝55.7%

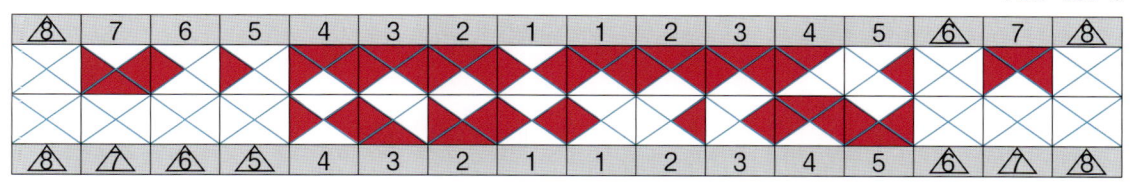

図2-2-4　O'Leary のプラークコントロールレコード（PCR）

4. 診断・治療方針の決定

傷病名：中等度歯周炎，_3│_　CO

治療方針：①上顎臼歯部（_7│_）：保存困難ではあるが，骨粗鬆症治療薬服薬と本人の希望から抜歯せず要観察

（検査結果から）多数の欠損歯があり，咬耗症のある下顎前歯部以外は処置歯である．

上顎は全顎にわたり BOP が＋，$\overline{3+3}$ には，縁上歯石が認められた．

②歯周基本治療

③評価後，咬合治療，修復・補綴治療

④サポーティブペリオドンタルセラピー（SPT）

5. 歯科医師からの指示

歯科衛生士が歯周基本治療ならびに CO（要観察歯）に対する指導を担当するように指示されました．

6. 歯科衛生アセスメント，歯科衛生診断，歯科衛生計画立案

1) 歯科衛生アセスメント（情報収集）

　患者 TO さんは中等度歯周炎で歯周基本治療を行いますが，歯肉の炎症が悪化しつつあることが歯科衛生上の問題の1つであることはすでにわかっています．患者 TO さんに自己紹介をして，歯科衛生士として患者 TO さんのための歯科衛生計画立案に必要な情報を収集します．

DH：こんにちは．TO さんですね．担当させていただく歯科衛生士の石井です．治療を始める前にいくつか確認したいことがあるので，お話しを聞かせていただいてもよろしいですか？

患者 TO：はい．

坐骨神経痛と骨粗鬆症にかかられていますね．座ったままの治療になりますが大丈夫ですか？

患者 TO：1 時間くらいなら問題ないけど，長い時間同じ姿勢をしていると痛むのよね．

1 時間くらいなら大丈夫なのですね．お声がけしながら治療しますが，痛みを感じたらおっしゃってくださいね．
骨粗鬆症は 2 年前からですね．お薬を飲まれていますが…

患者 TO：歳のせいよね．お医者様の言うとおりに，ちゃんと飲んでいるわよ．

少し歯周病が進んでいますね．骨粗鬆症も影響しているかもしれませんね．

患者 TO：歯周病って歯ぐきの病気でしょ？　最近テレビでもよく観るけど私も歯周病になっているの？　骨粗鬆症とも関係あるの？

はい．歯周病で歯ぐきが炎症を起こし，歯を支える骨が少し溶けてきています．女性ホルモンの低下が骨粗鬆症の原因の 1 つですが，それは歯周病の悪化にも関係しています．

患者 TO：ええっ！！！　知らなかったわ．何年か前にも同じように血が出て，別の歯医者さんでお世話になっていたけど，遠くて通わなくなってしまったの．

そうでしたか．そちらでは歯磨き指導を受けたのですか？

患者 TO：ええ．「歯間ブラシも使ったほうがいいですよ」って言われて歯磨きの方法と歯間ブラシの使い方を教えてもらったの．それから歯間ブラシは毎日歯磨きのあとに必ず使っているのよ．優秀でしょ

う！

🧑 毎回使われているのですね！　ところで，サイズもその先生に教わったのですか？

患者TO：先生に使い方は教えてもらったんだけど，サイズは聞いてないと思うの．でも自分でこの前歯（ 4| と 3| 歯間部）に合うサイズを選んだの（Sサイズ，ストレートタイプ）．これで前歯を中心に，前後にゴシゴシ動かして奥歯もやっているわ．

🧑 ご自分で選ばれたのですね．毎日2回の歯磨きと歯間ブラシも使われれているのですね．

患者TO：本当はお昼も磨かなきゃいけないって知ってるけど，朝と夜だけなの．前の先生から，前歯だけじゃなく全体的に汚れが残っていると言われて… 歯ブラシを歯にしっかり当てるように言われたから，グッと押し当てて横にゴシゴシ磨いてるわ．それから，歯ブラシを縦にしても磨いているのよ．昼間はいまフォークダンスを習っていて，仲間とおしゃべりに夢中なの．

🧑 フォークダンスですか！　楽しそうですね．

患者TO：そう．ダンスも楽しいし，仲間とおしゃべりも楽しいし，わいわいできるのが最高よ．ずっと元気に通い続けたいわ．

🧑 ダンスをしたり，おしゃべりを楽しんでいらっしゃっていて，これからもずっとそうしたいですよね．ところで，痛みや不快感はありませんか？

患者TO：痛みはないけど，この辺りが（ 3| を指でさす）ときどきしみるような気がするわね．それから，歯間ブラシを使っているときに血が出ちゃうのよね．だから，気になってうかがったの．うちのすぐ近くに歯科医院ができてよかったわ．

🧑 ほかに気になるところはありますか？

患者TO：こっちは歯ぐきの境目から金属が見えているけど，ちゃんと嚙めているから気にしていないわ．

🧑 なるほど．甘い物など間食はどうされていますか？

患者TO：甘い物が大好き．近所に住んでいる中3の孫娘とよく，一緒にお菓子を食べるのよ．チョコレートが特に好きなの．

🧑 お孫さんと仲良しなのですか？

患者TO：そうなの，おばあちゃんのおしゃれなところが大好きと言ってくれて，愛犬のチコもかわいいと言って，毎日のように私のところへ来て一緒におしゃべりするの．

そうなのですね．お孫さんともおしゃべりや間食を楽しまれているのですね．

患者 TO：やっぱり，女性はおしゃべりと食べることよね．あははっ．

おしゃべりと食べることが楽しみ！でしたら，お口の健康を大事にしないといけないですね．

患者 TO：ほんとにそうね．悪いところはすべて治したいわ．

わかりました．では，これからお口の健康状態と衛生状態をみさせていただきたいのですが，よろしいですか？

患者 TO：はい，お願いします．

2）歯科衛生アセスメント（情報の分類）

　TO さんの情報を分類して，どの歯科衛生ニーズにどのような問題があるのかを考えます（**表 2-2-2**）．

表 2-2-2　情報の分類

	主観的情報（S データ）	客観的情報（O データ）
①身体の健康状態（身体）	・2 年前から骨粗鬆症，坐骨神経痛 ・服薬は担当医師の指示どおり守っている	・エディロール® カプセル，メチコバール® 錠（お薬手帳）
②歯科衛生介入に対する不安やストレス（心理）	なし	なし
③顔や口腔に関する審美的な満足度（審美）	・見た目が悪いところはあるが，気にしていない	・$\underline{3}$|CR 変色，$\underline{2}$ HJC，$\underline{4}$ FMC マージン不適合，$\overline{3\|3}$ 根面露出，$\overline{3\|2}$ 歯頸部着色
④硬組織の健康状態（硬組織）	・訴えなし	・$\underline{3}$| CO
⑤軟組織の健康状態（軟組織）	・歯間ブラシを使っているときに血が出る	・中等度歯周炎　BOP＝53.8％ ・4 mm 以上 PD：$\dfrac{7\|\ 5\ 7}{\quad\ 4\ 5}$ ・歯肉発赤 $\dfrac{3\ 2\|}{4\ 3\|}$ ・歯肉退縮 $\dfrac{4\ 3\ \|\ 2-4}{4\quad\ \|\quad 4}$ ・上顎前歯辺縁歯肉肥厚 ・下顎左側頰小帯高位付着 ・$\underline{3}$|歯肉腫脹，ブラッシングおよび歯間ブラシ挿入時に $\underline{3}$| 唇側より出血，擦過傷

（次頁へつづく）

表 2-2-2 情報の分類（つづき）

⑥頭頸部の疼痛や不快感（疼痛）	・痛みは特にない（歯間ブラシ挿入時, エアブロー時）がしみる感じのときがある	・<u>3</u>｜唇側より出血, 擦過傷
⑦口腔健康管理の知識（知識）	・悪いところをすべて治したい.	
⑧口腔健康のための行動（行動）	・ブラッシング1日2回（朝・就寝前）3分間, 歯間ブラシ併用. 歯ブラシの交換は年2〜3回. TBI・スケーリング経験あり（数年前）. 飴をよくなめる	・PCR＝55.7％, 歯頸部歯間部プラーク, <u>3＋3</u> 舌側縁上歯石 ・パームグリップ, 力強く大きなストロークでゴシゴシブラッシング.（TBI時に観察）

> 68歳女性というライフステージや加齢に伴うからだの変化ということを見逃さないよう注意が必要です. 閉経後の女性は, エストロゲンの分泌低下により炎症性サイトカインが増加し, 歯槽骨吸収や歯周ポケットの深化が起こっている可能性があります.
>
> また, 生活習慣病の発症も加齢とともに増えてきます. TOさんは, 坐骨神経痛を患っていらっしゃいましたね. 歯周病が悪化すると全身への影響が出てきます. これらのことを頭に置きながら, 分析するようにしていきます.

3) 歯科衛生アセスメント（情報の解釈・分析）

　TOさんの問題を分類できたら, 解決すべき問題とその原因を考えていきます（**表2-2-3**）.

〜〜〜〜〜 原因と考えられる事柄
──── 問題と考えられる事柄

表 2-2-3 情報の解釈・分析

領域		情報の意味（情報の解釈・分析）
①	身体	エディロール®には, 骨吸収の抑制作用はあるが顎骨壊死の副作用の報告はなく, 血管新生抑制作用がないため, 顎骨壊死のリスクは低い. しかし, 女性ホルモン減少に伴う骨粗鬆症のため, 歯周病が悪化しやすいと考えられる. ただし, 骨粗鬆症と坐骨神経痛は加療中であり, 服薬コンプライアンスが良好であるため, 歯科衛生介入に支障はなく, この領域には問題がない. しかし, 1時間以上の処置は痛みを生じさせるため配慮を要する. これらは⑦知識, ⑧行動面へ影響している.
②	心理	不安の訴えもなく, 観察からも問題はないと考えられた.

（次頁へつづく）

表 2-2-3　情報の解釈・分析（つづき）

③	審美	マージン不適合や CR の変色があり，<u>2</u> の見た目の悪さには気づいているが気にしておらず，この領域には問題はないとした．
④	硬組織	修復歯，補綴装置が多く，唾液分泌低下により口腔内が若干乾燥しており，<u>プラークが付着しやすく飴をよくなめるため甘味の摂取が持続的頻回であり，CO がある</u>．しかし，自覚がなく，食行動，口腔衛生行動ともに TO さんの年齢・口腔状態には不適切と考えられる．
⑤	軟組織	主訴である右上前歯に歯間ブラシを入れると出血するのは，<u>歯肉の炎症と擦過傷によるもの</u>である．加齢や女性ホルモン低下が関連した歯槽骨吸収や歯周ポケットの深化が考えられる．<u>身体状態の変化，継続的歯科受診の中止により，⑦知識，⑧行動，①④⑤生物学的側面に影響がでている</u>．また，唾液分泌低下が飴をなめる機会を増加させたり，<u>歯周の炎症が亢進したり</u>，原因と問題が相互に関連している．
⑥	疼痛	<u>3</u>擦過傷がありときどきしみることがある．エアブローでの痛みはないが，<u>原因や対策の知識がない</u>．⑤軟組織の介入により解決できる．
⑦	知識	坐骨神経痛の発症がきっかけで，前歯科医院への継続受診をやめて，十分な指導を受けていないため，以前の歯科保健指導の内容を覚えておらず，<u>自己観察が不十分で，擦過傷や炎症などの病態の認識ができていない</u>．加えて，加齢などに伴う自身の器質的変化や機能的変化に応じた効果的な口腔健康管理の方法を知らない．しかし，出血が気になり，本院を受診したことから，今後は正しい知識の定着やかかりつけ歯科医院への継続受診となるようアプローチが可能となった．
⑧	行動	周囲のサポートはあるが，適切な助言ができる人はおらず，<u>自身の情報リテラシー力は，マスコミや仲間からのみで高くない</u>．このため，自己の病態の理解が不足しており，さらに坐骨神経痛の発症に伴い，自宅から遠い歯科医院への通院の困難感から，歯科受診に対してよりハードルが高くなり，<u>継続的歯科受診をしていなかった</u>．これにより十分な指導やケアを受けないまま過ごし，加齢などによる自己の器質的変化に応じた効果的な口腔健康管理についての知識が不足し，ブラッシング圧が強く雑で，<u>歯間ブラシが使いきれていない（プラークコントロールの技術不足）</u>ことや自己観察不足になっていると考えられる．唾液分泌量の低下が考えられ，もともと甘い物好きであり，口腔機能が低下しており，その症状に適した効果的な管理に関する知識不足から，飴をなめる機会（甘味の持続・頻回摂取）が増え，プラーク付着量の増加や CO があると考えられた．しかし，近隣に本院があることで，今後は定期的な通院が期待できる．

4）歯科衛生診断（歯科衛生上の問題リスト作成）

　　対象者が抱える歯科衛生上の問題を明らかにしていきます．

　　TO さんには 1 週間から 2 週間に 1 回程度の頻度で来院していただくことにしました（**表 2-2-4**）.

表 2-2-4　歯科衛生上の問題リスト

#	領域	歯科衛生診断文
1	⑥疼痛	診断句：歯ぐきがしみるような感じの不快感 原因句：a．不快感，出血の原因に対する理解不足 　　　　b．清掃用具の不適切な選択（歯間清掃用具，歯ブラシ） 　　　　c．歯間清掃用具の不適切な使用（動かし方が大きく，圧が強い） 　　　　d．自己観察不足による自身の病態に対する理解不足 　　　　e．歯ブラシの不適切な使用〔器質的変化（補綴装置，歯肉縁の高さ）に応じた使い方，動かし方〕

（次頁へつづく）

表 2-2-4　歯科衛生上の問題リスト（つづき）

2	⑤軟組織	診断句：歯肉炎症反応亢進状態 原因句：b〜e 同上 　　　　f．加齢による変化に対する認識不足（骨粗鬆症と歯周病の関連，唾液分泌低下） 　　　　g．飲食の仕方が口腔健康に及ぼす影響に対する知識不足 　　　　h．甘味の持続摂取や甘味の頻回摂取 　　　　i．歯周病が生活に及ぼす影響に関する知識不足 　　　　j．継続した定期歯科受診の重要性の理解不足 　　　　k．定期的・継続的歯科受診（プロフェッショナルケア）の不足
3	④硬組織	診断句：う蝕進行リスク状態 原因句：b〜h, j, k 同上
4	⑦知識	診断句：自己口腔管理に関する知識不足 原因句：a, d, f, g, i, j 同上
5	⑧行動	診断句：非効果的口腔衛生行動 原因句：b, c, e, h, k 同上

 新人：あれっ？　原因（句）が同じところが多いですね.

 プリセプター：そう. 患者さんの主訴に関連する問題を優先順位 1 位（＃1）にし，中等度歯周炎を生じさせ，歯肉の炎症を亢進させているという問題を 2 位にして考えていくと，5 つある問題のうちの ＃1，2 の上位 2 つを取り上げれば，TO さんの問題はすべて解決していくことがわかるでしょ. いろいろな因子が影響を及ぼしていることがわかるわ.

5）歯科衛生計画立案（表 2-2-5, 6）

　　対象者の歯科衛生上の問題を解決するために，歯科衛生診断ごとに目標を設定すると同時に，どのような方法で介入するか計画していきます.

表 2-2-5　長期目標と短期目標
■：達成　　☒：一部達成　　□：達成せず　　／　：評価月/日

＃	領域	目標	評価	
1	⑥疼痛	長期：3 週間後には不快感がなくなったと述べる 短期： a．不快感や出血は歯間ブラシの誤用による傷であると説明できる（1 回目） b．清掃用具を適切に選択できる（大きさ，形態）（2 回目） c．歯間ブラシを適切に使える（挿入方向，動かし方）（3 回目） d．自己観察で傷の有無など口腔内の健康状態を説明できる（3 回目） e．歯ブラシを適切に使える（圧，動かし方）（3 回目）	□ □ □ □ □ □	／ ／ ／ ／ ／ ／

（次頁へつづく）

表 2-2-5　長期目標と短期目標（つづき）

■：達成　　🟦：一部達成　　□：達成せず　　／ ：評価月/日

2	⑤軟組織	長期：3週間後に歯肉炎症が消失する 短期：b〜e 同上	□	／
		f．加齢により変化した身体と疾患を説明できる（骨粗鬆症と歯周病の関連，唾液分泌低下と口腔内変化，それらによる口腔疾患との関連）（2回目）	□	／
		g．飲食とう蝕や歯周病との関連を説明できる（3回目）	□	／
		h．甘味性食品の量や時間を計画的に摂取できる（6回目）	□	／
		i．生活習慣と歯周病との関連を説明できる（3回目）	□	／
		j．継続した定期歯科受診の重要性を説明できる（再評価時）	□	／
		k．定期的継続的歯科受診（プロフェッショナルケア）を受けることができる（再評価時）	□	／
3	④硬組織	長期：う蝕にしない 短期：b〜h，j，k 同上	□	／
4	⑦知識	長期：自己の口腔管理に関する知識について説明できる 短期：a，d，f，g，i，j同上	□	／
5	⑧行動	長期：効果的な口腔保健行動をとることができる 短期：b，c，e，h，k同上	□	／

表 2-2-6　ケア計画（C-P），教育計画（E-P），観察計画（O-P）

#1	C-P	術者磨き
	E-P	a．歯間ブラシの誤用による擦過傷であることを説明 b．清掃用具の選択（商品名〇〇 M サイズ歯ブラシ，商品名〇〇 S サイズ歯間ブラシ） c．歯間ブラシの使い方（歯面に合わせてゆっくり挿入する，大きく動かさないように） d．自己観察の仕方と見方（明るい部屋で鏡を用いて確認する） e．歯ブラシの使い方（圧を弱く，ペングリップで，細かく動かす）
	O-P	a〜eの理解度，使い方の確認，PCRの変化，擦過傷の状態を確認，症状消失の確認
#2	C-P	プラークリテンションファクターの除去，全顎スケーリング，SRP，歯面研磨
	E-P	b〜e 同上 f．加齢により変化した身体と疾患について説明（骨粗鬆症と歯周病の関連，唾液分泌低下と口腔内変化，それらによる口腔疾患との関連） g．飲食とう蝕や歯周病との関連を説明 h．甘味の持続摂取や甘味の頻回摂取の為害作用の説明 i．生活習慣と歯周病の関連の説明 j．定期歯科受診の重要性の説明 k．定期的継続的歯科受診（プロフェッショナルケア）の必要性の説明
	O-P	b〜e の理解度，行動の確認，プラークリテンションファクターの改善，歯肉炎症の改善を確認

（次頁へつづく）

表 2-2-6　ケア計画（C-P），教育計画（E-P），観察計画（O-P）（つづき）

# 3	C-P	なし
	E-P	なし
	O-P	う蝕にならないことの経過観察

4，5 は # 1，2 が解決すれば自然と解決するので計画する必要はない．

7. 歯科衛生介入（実施）

　9月1日の初診では，歯科衛生士が解決できる問題への介入を行っています（**表 2-2-7**）．

表 2-2-7　歯科衛生介入（実施記録）— 9月1日（1回目）の記録

9/1	注意：坐骨神経痛のため，1時間以上の治療はしないように
	# 1　歯ぐきがしみるような感じの不快感
	S：1カ月前から右上の前歯に歯間ブラシを入れると出血する．痛みはないがしみることがある．以前に歯間ブラシの指導は受けたが覚えていない．歯間ブラシは歯ぐきに押し当てて動かし，1日2回，ブラッシング後に行う
	O：3│歯肉腫脹，唇側より出血．擦過傷 4-2│，│43 歯肉発赤・歯肉退縮．PCR＝55.7%，歯頸部にプラーク付着
	A：主訴の原因は擦過傷である．適切なブラッシング法，観察などができていないため生じた
	P：E-P：歯肉の腫れや傷の場所・原因を説明．TO さんは「出血が歯周病と擦過傷のせいなのね」と言った（短期目標達成） （TBI）歯間ブラシの選択，使用法を指導後，術者磨きで動かし方，当て方を実感させた．傷が治るまでの3日間は，その部位にブラシを当てないよう注意
	# 2　歯肉炎症反応亢進状態
	S：自分が歯周病であること，骨粗鬆症とも関係あることの知識や認識がない 過去に出血があり歯科受診をしていたが，家から遠く通院しなくなった
	O：PCR＝55.7%，中等度歯周炎，骨粗鬆症治療薬服薬中，デンタルエックス線写真撮影
	A：病態や全身疾患についての情報提供が必要．プラークリテンションファクターの除去とスケーリングの必要性とその効果を説明
	P：C-P：下顎スケーリング，歯面研磨，洗浄 E-P：出血部位を鏡で一緒に確認．歯周病の病態・症状と経過（進行・治療）を説明

歯周基本治療のうち，歯科衛生士は，プラークコントロール，スケーリング・ルートプレーニング，悪習癖があれば修正を行います．

2〜6回目（9月8日，22日，11月2日，16日）の受診のうち 2，3，6，7回分の記録を抜粋して示します（**表2-2-8〜11**）．

表2-2-8 歯科衛生介入（実施記録）─9月8日（2回目）の記録

9/8	＃1 歯ぐきがしみるような感じの不快感
	S：歯間ブラシ使用時，右上前歯の出血は続いているが，しみる感じは落ち着いた．歯ブラシは，硬めを使って，ササッとなでるようにしていた．セルフケアでよくなったと自覚
	O：3) 擦過傷は治癒するが，歯肉出血あり．歯ブラシはパームグリップ，圧が強くストローク大
	A：歯間ブラシの選択・使用法改善により傷・不快感消失．歯ブラシの選択・使用法に問題あり
	P：E-P：(TBI) 歯ブラシは普通の硬さ，ペングリップで把持，軽い圧でスクラビング法を指導 「普通の硬さの歯ブラシでもちゃんと動かすと汚れが落ちるのね」とのこと（短期目標達成）
	＃2 歯肉炎症反応亢進状態
	S：女性ホルモン低下の自覚はあるが，歯周病との関係や骨粗鬆症との関連の知識はない
	O：BI＝61.4％，4 mm 以上 PD：$\dfrac{7\ \ \ 5\ 7}{4\ 5}$ 歯肉退縮，上顎前歯辺縁歯肉肥厚，3) 歯肉腫脹 ブラッシング，歯間ブラシ挿入時唇側より出血，下顎左側頬小帯高位付着
	A：女性ホルモン，骨粗鬆症と口腔疾患の関係を説明する必要あり 甘味性食品の摂取と歯周病との関係を説明する必要あり
	P：C-P：上顎スケーリング，歯面研磨，洗浄．全顎歯ブラシで術者磨き E-P：出血部位を鏡で一緒に確認．歯周病の病態・症状と経過（進行・治療）を説明 女性ホルモン，骨粗鬆症と歯周病の関係について説明し「わかった」との発言（短期目標達成） 生活習慣や甘味性食品と歯周病の関連を説明し「わかった」との発言（短期目標達成）．習慣化されるかは継続確認が必要

表2-2-9 歯科衛生介入（実施記録）─9月22日（3回目）の記録

9/22	＃1 歯ぐきがしみるような感じの不快感
	S：出血もなくまったくしみなくなった．歯ぐきが少し引き締まって傷もないとのこと
	O：3) 歯肉炎症改善，擦過傷消失，清掃用具適切使用，自己観察ができている
	A：＃1の問題解決（長期目標，短期目標 全達成）
	P：以降＃2の問題のみ介入

（次頁へつづく）

表 2-2-9　歯科衛生介入（実施記録）— 9 月 22 日（3 回目）の記録（つづき）

9/22	# 2　歯肉炎症反応亢進状態
	S：#1 と同様
	O：#1 と同様 　4 mm 以上のポケットあり．3 以外のブラッシングは，歯頸部に当たっていない
	A：上顎前歯部歯肉の状態改善，歯ブラシ，歯間ブラシの使用方法も改善され，自己評価できている 　全体のブラッシングの観察結果，操作が少し雑なところがあり，再度指導の必要あり 　歯周ポケットが存在し，他の部位の歯肉の炎症が悪化する恐れがある
	P：C-P：下顎スケーリング，歯面研磨，洗浄 　E-P：（TBI）歯頸部に歯ブラシの毛先を当てて細かく前後に動かすよう指導 　本人が行った際，右側は動きが大きかったが，左側は細かく動かすことができた（短期目標達成） 　継続して行えるかを観察する必要あり

表 2-2-10　歯科衛生介入（実施記録）— 11 月 2 日（6 回目）の記録

11/2	# 2　歯肉炎症反応亢進状態
	S：2 カ月経過し，自分で管理ができ，改善された状態を維持したいが不安もあるとのこと
	O：鏡で確認，手首をコントロールしてブラッシングができている．歯肉状態も改善
	A：意欲的かつ適切にセルフケアをし，それにより歯肉炎症は改善した．維持のためには，定期受診してプロケアを受けることの必要性を理解させ，甘味性食品摂取について確認
	P：C-P：SRP 下顎，機械的歯面清掃処置，洗浄 　E-P：（TBI）用具を適切に使用してプラークを除去できた（短期目標達成） 　定期受診（プロケアを含む）の重要性・必要性を理解した（短期目標達成） 　甘味性食品の摂取量や時間について「時間や量を決めて摂取している」と言った（短期目標達成） 　習慣化定着の必要あり

表 2-2-11　歯科衛生介入（実施記録）— 11 月 16 日（7 回目）の記録

11/16	# 2　歯肉炎症反応亢進状態
	S：口腔内の状態が改善されたことで，正月には何でも食べることができることを期待している 　歯間ブラシの使用方法が困難な部位についての質問
	O：BOP＝32.6%　　6-4|4 5　5 mm 以上 PD ほとんど認められず．歯肉の炎症は軽減した. 　PCR＝37.5%　隣接面にはプラークの付着が認められる.
	A：自己の口腔内に適したブラッシングを実践し，自己管理できることに自信を持ち始める 　さらなるセルフケアの習慣化の徹底．BOP＝32.4% であるため，経過観察が必要
	P：C-P：再スケーリング・ルートプレーニング上顎前歯部，歯面研磨，洗浄 　E-P：（TBI）ブラッシング技術の確認．問題なし 　病状安定．歯科医師へ報告し，相談のうえで SPT へ移行することとした（短期目標達成）

8. 歯科衛生評価

　前回で歯周基本治療が終わり，7回目の来院時に再評価検査と歯科衛生評価を実施しました（**図 2-2-5～8，表 2-2-12**）．この後，歯科医師により修復・補綴治療が行われ，病状が安定していれば，SPT へ移行することになります．

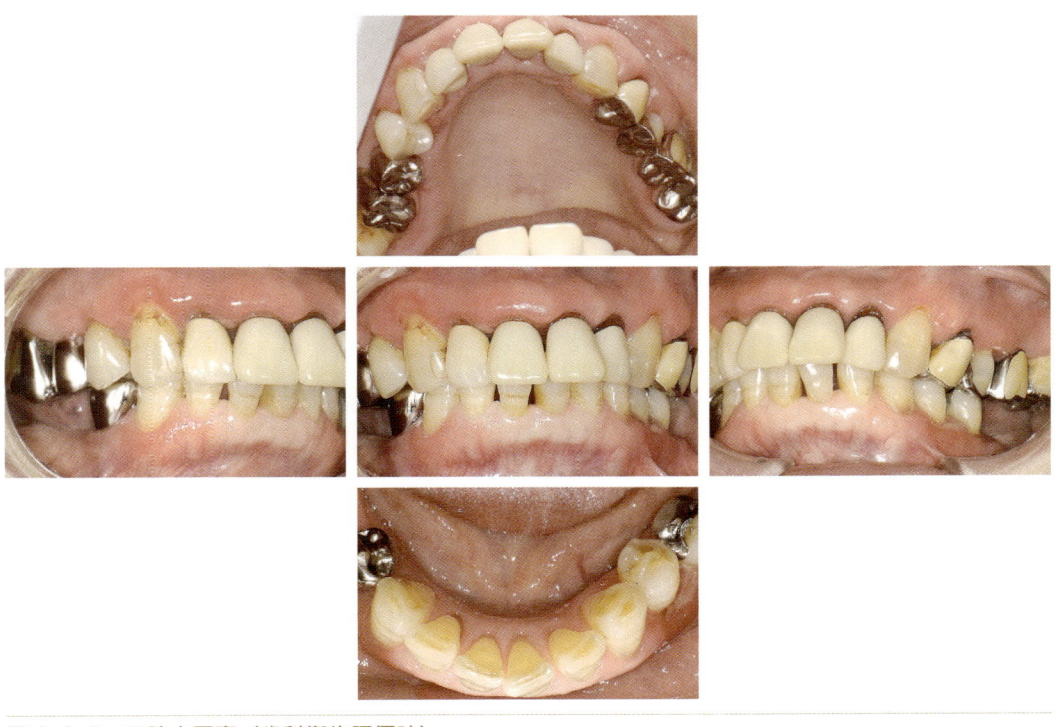

図 2-2-5　口腔内写真（歯科衛生評価時）
歯肉の腫脹や傷，出血の状態など，初診時からどのように変化したか観察する（図 2-2-1 と照らし合わせる）．

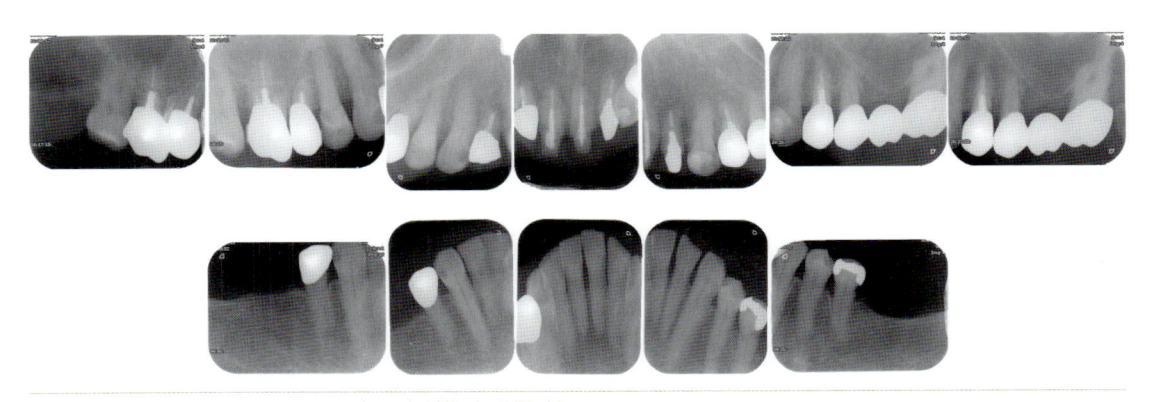

図 2-2-6　口内法エックス線写真（歯科衛生評価時）
歯槽骨の吸収程度（水平吸収，垂直吸収），歯根膜腔の幅，歯石や根分岐部病変の有無など，初診時からどのように変化したか観察する（図 2-2-2 と照らし合わせる）．

歯の動揺度		0	0	0	0	0	1	1	1	0	0	0	0		0	
ポケットの深さ		④3④	3 2 2	3 2 3	3 3④	④3③③	③3③3	3 3 3	3 3 4	④3④	3③2	3 4 2	4 2 4	4 3④		⑤④⑤	
		④3⑥	5 3 4	3 3 4	4 4 4	④3④③	③3③3	3 4④	3 3 3	3③3④	3 3 4	4 4 4	4④		⑤④⑤	
歯式	8	7	⑥	⑤	④	3	2	1	1	2	3	④	⑤	6	7	8
	△	CR	FMC	FMC	CR	CR, CO	HJC	———————	HJC	CR	FMC	△ Br		△
歯式					E	D	C	B	A	A	B	C	D	E		
	△	PD	PD	PD	FMC	Att	———————	Att	CR	In	PD	PD	△
	8	7	6	5	4	3	2	1	1	2	3	4	5	6	7	8
ポケットの深さ					3 2③	2 2 1	2 2 1	2 1 3	1 2 1	2 1 2	1 2 3	3④3				
					3 2③③	③3 2 3	1 3 3	1 2 2	1 2 1	2 2 2	2 3③	④3 3				
歯の動揺度					0	0	0	1	1	0	0	0	0			

◯は出血（BOP）　　　　　　　　　　　　　　　　　　　　　　　　　BOP＝32.6%

歯　石　　■なし　　□あり（　　　　　　　　　　　　　　　　　　　　　　　　　　　　　　）
歯肉の状態　□良好　　■腫脹（出血が認められる部位もあるが，炎症は軽減している　　　　　　　　　）

図 2-2-7　歯式および歯周精密検査（歯科衛生評価時）

PCR＝37.5%

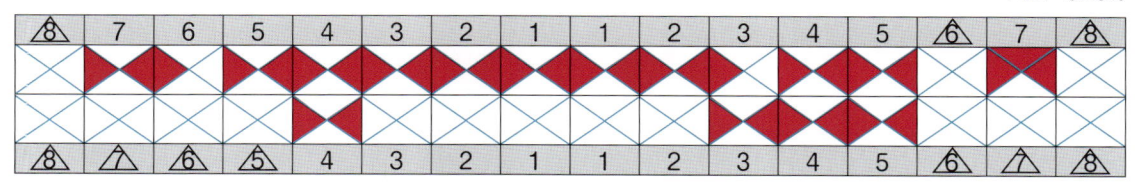

図 2-2-8　O' Leary のプラークコントロールレコード（PCR，歯科衛生評価時）

表 2-2-12　目標および評価

■：達成　　　▨：一部達成　　　□：達成せず　　　　/　：評価月/日

#	領域		目標	評価
1	⑥疼痛	長期目標	3 週間後に不快感がなくなったと述べる	■ 9/22
		短期目標	a．不快感や出血は歯間ブラシの誤用による傷であると説明できる b．清掃用具を適切に選択できる（大きさ，形態） c．歯間ブラシを適切に使える（挿入方向，動かし方） d．自己観察で傷の有無など口腔内の健康状態を説明できる e．歯ブラシを適切に使える（圧，動かし方）	■ 9/1 ■ 9/22 ■ 9/22 ■ 9/22 ■ 9/8
2	⑤軟組織	長期目標	3 週間後に歯肉炎症が消失する	▨ 11/16
		短期目標	b〜e 同上 f．加齢により変化した身体と疾患を説明できる（骨粗鬆症と歯周病の関連，唾液分泌低下と口腔内変化，それらによる口腔疾患との関連） g．飲食とう蝕や歯周病との関連を説明できる h．甘味性食品の量や時間を計画的に摂取できる i．生活習慣と歯周病との関連を説明できる	■ 9/22 ■ 9/8 ■ 9/8 ■ 11/2 ■ 9/8

（次頁へつづく）

表2-2-12 目標および評価（づづき）

■：達成　　▨：一部達成　　□：達成せず　　／　：評価月/日

2	⑤軟組織	短期目標	j．継続した定期歯科受診の重要性を説明できる k．定期的継続的歯科受診（プロフェッショナルケア）を受けることができる	■ 11/2 ▨ 11/16
3	④う蝕	長期目標	う蝕にしない	
		短期目標	b〜h，j，k同上	
4	⑦知識	長期目標	自己の口腔管理に関する知識について説明できる	
		短期目標	a，d，f，g，i，j同上	
5	⑧行動	長期目標	効果的な口腔衛生行動をとることができる	
		短期目標	b，c，e，h，k同上	

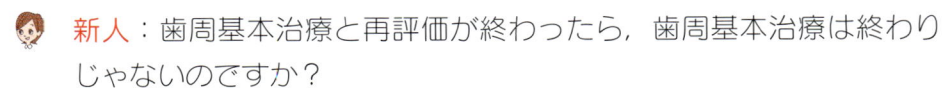 **新人**：歯周基本治療と再評価が終わったら，歯周基本治療は終わりじゃないのですか？

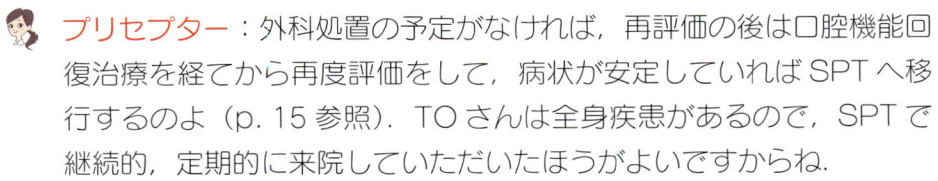 **プリセプター**：外科処置の予定がなければ，再評価の後は口腔機能回復治療を経てから再度評価をして，病状が安定していれば SPT へ移行するのよ（p. 15 参照）．TO さんは全身疾患があるので，SPT で継続的，定期的に来院していただいたほうがよいですからね．

事例 2 障害者の歯周基本治療

1—事例紹介

　43 歳男性．歯ぐきが弱ってきたことを母親が訴えて来院された知的能力障害，自閉スペクトラム症のある患者の OK さんです．患者本人のみで口腔健康状態を良好に保つのは難しく，来院，意思決定には母親の存在が重要です．今回は，歯周病による不快症状への対応を歯科衛生過程で考えていきます．

　この対象者の口腔の健康の問題は何で，どのような支援を歯科衛生士として行っていけばよいのでしょうか．

2—初診時（2016 年 1 月 26 日）の受診

1. 診療申込，紹介状等提出

　患者 OK さん（障害者通所施設で就労，就労継続支援 B 型*）は，同じ施設に通う知人の紹介で，電車で 40 分かけて母親と一緒に初めて○○障害者歯科センターを受診されました．

2. 健康調査票記載

　OK さんの母親が受付で記載した健康調査票です．記載されたことのみを抜粋して示しています（**表 2-3-1**，表 2-1-1 参照）．

3. 医療面接・検査等

　口腔内写真，口内法エックス線写真，検査値を示します（**図 2-3-1〜4**）．

主　訴：歯ぐきが弱ってきており，歯がグラグラしている．できるだけ現状をよい状態で残してほしい．

---

*就労継続支援 B 型：通常の事業所に雇用されることが困難であり，雇用契約に基づく就労が困難である者に対して，就労の機会・生産活動の機会を提供する施設．

表 2-3-1　健康調査票

<table>
<tr><td colspan="6" align="center">健康調査票</td><td colspan="2">○○障害者歯科センター</td></tr>
<tr><td>氏　名</td><td colspan="3" align="center">OK</td><td>性別
(男)・女</td><td colspan="3">生年月日　1973　年
3　月　8　日　　43　歳</td></tr>
<tr><td>住　所</td><td colspan="7">〒　○○○－○○○○　　　○○県○○市○○町○○</td></tr>
</table>

該当の場合，□を■にぬりつぶしてください　　　　　　記入（ 2016 年 1 月 26 日）

当院ははじめてですか	■はじめて
本日来院された理由を教えてください	■その他 （歯ぐきが弱ってきており，歯がグラグラしている．できるだけ現状をよい状態で残してほしい．）
痛みや違和感がありますか	■あり　ではないかと思う ありと答えた方は ※ にお答えください
※ どのような状態ですか	■その他（少し前から，歯磨きを手伝ったとき，本人が歯を指や舌で触っている様子を見た　　　）
歯を抜いたことは	■あり（　　　年　　　月頃　）
歯を抜いたときの異常は	■なかった
あなたの健康状態は	■普通
薬・食べ物でアレルギーや過敏は	■なし
いままでにかかった病気	■なし
現在かかっている病気	■その他 （てんかん：24 歳より罹患．最終の発作：35 歳頃．発作を起こしやすい条件：特に疲れたとき，発作時に現れる症状：硬直して泡を吹く，けいれん．発作の頻度・時間：1〜2 回/半年・30 秒程度）
ご家族で病気をおもちの方はいますか	■いいえ
飲んでいる薬	■あり（デパケン®*　　朝 300 mg・夜 600 mg　　　　　　　　　　　　　　）
歯磨きについて	1．1 日のブラッシングの回数と時間 　　1 日（ 2 ）回　　■朝食後　　■就寝前 2．歯磨きはどのように行っていますか 　　方法（手伝ったり，横にいて一緒にするのを嫌がるので，総じて雑で早い　　　　　） 3．使用している清掃用具 　　■歯ブラシ　　■歯間ブラシ　　■その他（歯間ブラシは軟らかいもの　　　　） 4．歯磨剤　　■使用している 　　・商品名（　不明　　　　　　　） 5．ブラッシング指導の経験 　　■あり 　　・いつごろですか（　数年前　　　　　　　　　　　）
嗜好品がありますか	■なし
食生活について	食事（ 3 ）回／日 　朝食 ■あり　　昼食 ■あり　　夕食 ■あり 間食（ 0 ）回／日
歯の治療について	■こわい
診療についてのご希望	■その他・ご相談等 （できるだけ現状をよい状態で残して，維持できるようにしてほしい　　　　　　　）
備考	家族歴　父　71 歳┬─子　43 歳（本人）　　知的能力障害，自閉スペクトラム症 　　　　　母　68 歳├─子　39 歳 　　　　　　　　　　└─子　37 歳

上記に関して相違なければ，サインしてください．

　お名前　MK（OK さんの母親のサイン）　　　　　　2016 年　1 月　26 日

*デパケン®：抗てんかん薬，バルプロ酸ナトリウムの商品名．口内炎（頻度不明），口渇（0.1 % 未満），歯肉肥厚（頻度不明）などの副作用（発現状況）が報告されている．

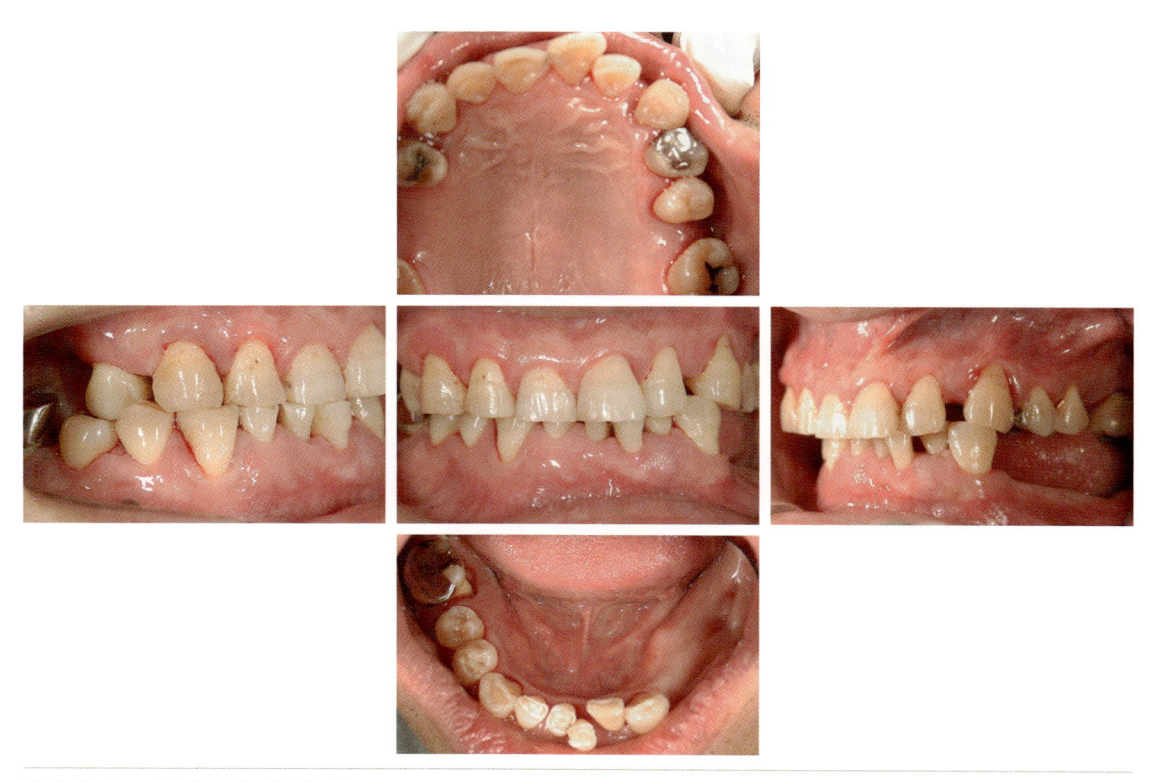

図 2-3-1　口腔内写真（初診時）
歯冠形態，歯面の光沢，歯肉の色・形・厚み・退縮・傷，出血の状況，歯科治療経験の有無，欠損状態などを観察する．

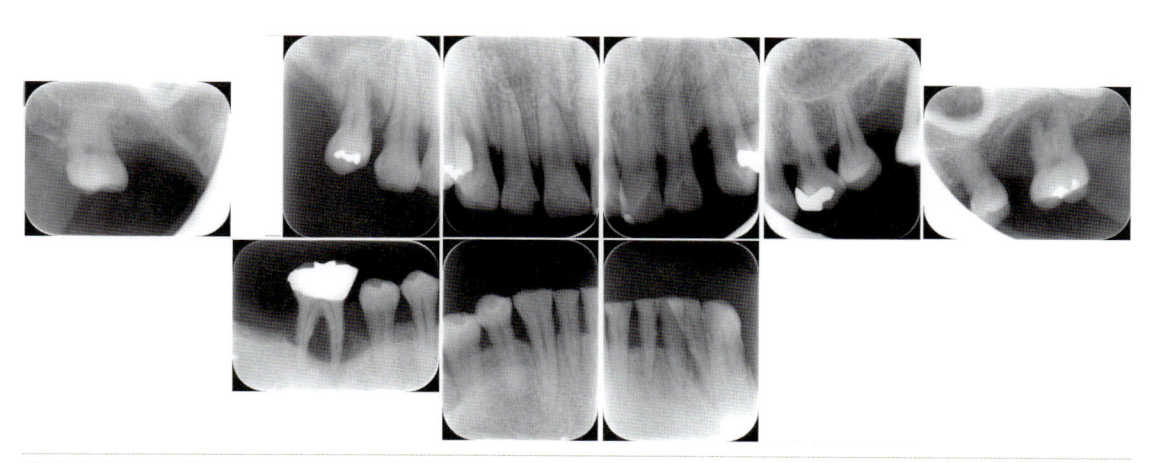

図 2-3-2　口内法エックス線写真（歯周基本治療開始時）
歯槽骨の吸収程度（水平吸収，垂直吸収），歯根膜腔の幅，歯石や根分岐部病変の有無，歯根部の形態的特徴（ルートトランク，歯根の離開程度）などを観察する．最後に口腔内写真とエックス線写真を照らし合わせる．

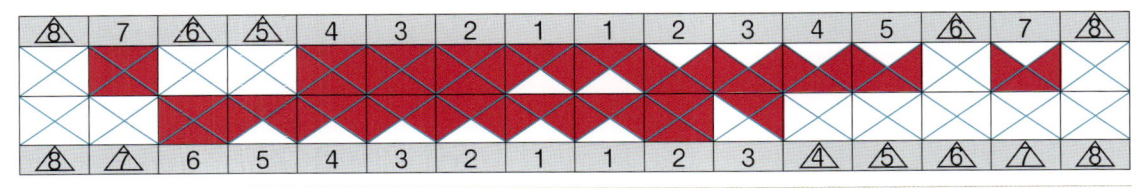

歯の動揺度		0			2	1	0	0	0	0	0	1	1		1		
ポケットの深さ		④③③			③③⑨⑦	④⑥④	③③	④③③	③②⑤	③③③	⑥②③	⑤③⑤	⑤⑤③⑥		⑧⑥⑦		
		④③3			③⑥⑧⑤	③⑥④	②③	③③③	③③③	③⑤③	③④⑥⑥⑥⑥	③⑥⑥⑤	⑥		③④11		
	8	7	6	5	4	3	2	1	1	2	3	4	5	6	7	8
歯式	△			△	△	AF		C₂				In		△	AF	△
					E	D	C	B	A	A	B	C	D	E		
歯式	△	△	On					C₂					△	△	△	△
	8	7	6	5	4	3	2	1	1	2	3	4	5	6	7	8
ポケットの深さ			③⑤⑥⑥	④④④	③④⑥③	③④③	④⑥③	④③④③	④⑧⑥③	③3						
			③④⑧⑥	③③④	③⑤⑥	②④⑥	③⑧⑤	③⑤④③	④⑧⑥③	③3						
歯の動揺度			2	1	0	0	0	1	1	2	0					

○は出血（BOP）　　　　　　　　　　　　　　　　　　　　　　　　　　BOP＝54.2%

歯　石　　□なし　　■あり（全顎に縁上・縁下歯石，ともにあり　　　　　　　　　　　）
歯肉の状態　□良好　　■腫脹（全顎にわたって歯間乳頭から辺縁歯肉まで炎症が認められる　　　）

図 2-3-3　歯式および歯周精密検査
△：欠損，AF：アマルガム充填，C₂：う蝕症 2 度，In：インレー，On：アンレー.

PCR＝81.2%

![図2-3-4 O' Leary のプラークコントロールレコード]

図 2-3-4　O' Leary のプラークコントロールレコード（PCR）

4. 診断・治療方針の決定

傷病名：広汎型中等度慢性歯周炎，1｜ ｜1　C₂，65｜ ｜6　｜4-7　7｜
　　　　　MT

治療方針：①歯周基本治療（プラークコントロール，スケーリング・
　　　　　　　ルートプレーニング，CR 充填）
　　　　　　②再評価検査
　　　　　　③口腔機能回復治療（義歯製作）

5. 歯科医師からの指示

　歯科衛生士が歯周基本治療（プラークコントロール，SRP）を担当するように指示されました．

6. 歯科衛生アセスメント，歯科衛生診断，歯科衛生計画立案

1）歯科衛生アセスメント（情報収集，情報の分類）

　初診（1 月 26 日）から 2 回目（2 月 2 日）にわたって情報を収集し，分類したものを示します（**表 2-3-2**）.

表 2-3-2　情報の分類

	主観的情報（Sデータ）	客観的情報（Oデータ）
①身体の健康状態（身体）	・「日常の食事，入浴，排泄は本人ができます」 ・「24歳頃からてんかんを患い，最後の発作は35歳です」 ・障害者通所施設に就労継続支援B型で就労	・自ら話しかけることがほとんどない．こちらの話していることには，オウム返しをする オウム返しをするときの状況や情緒によって何の目的で発声しているのかを見極めるようにします． ・デパケン®を26歳頃から服用
②歯科衛生介入に対する不安やストレス（心理）	・歯科治療の経験がある ・はじめてのことに恐怖心がある，音に敏感 ・歯の治療はこわい	・歯科におけるADLは高い 入室，挨拶，靴の着脱，ユニットへの移動，タオルで口をふくなどを示します． ・自ら身なりを整えて退出する ・発達年齢4歳6カ月以上 「遠城寺式乳幼児分析的発達検査」の基本的習慣を参考にしました． ・器具を目で追いかけている
③顔貌や口腔に関する審美的な満足度（審美）	・要望なし	
④硬組織の健康状態（硬組織）	・「歯ぐきが弱ってきており，歯がグラグラしているみたいです．できるだけ現状をよい状態で残してほしい」 ・「指や舌で口の気になるところを触る様子を見かけた」 ・「家族と同じものを食べている．食べる速度が速く，舌で押しつぶして丸飲みしているのではないかと思う」	・現在歯20歯 ・$\dfrac{6\,5\,|\,6}{7\quad|\,4\text{-}7}$ 欠損（義歯予定） ・$\dfrac{1}{1}$ 隣接面C（CR充填予定） ・$\dfrac{4}{6\,|\,2}$ 動揺度2 ・歯槽骨1/3以上の吸収 ・$\dfrac{3\,+\,3}{3\,+\,3}$ 咬耗 ・BMI 24.73
⑤軟組織の健康状態（軟組織）	・「歯ぐきが弱ってきており，歯がグラグラしているみたいです．できるだけ現状をよい状態で残してほしい」 ・「私（母）の声かけがあって歯磨きを始めます．横にいて一緒にやるのを嫌がるので，総じて雑で早いです」	・歯間乳頭・辺縁歯肉の歯肉腫脹がある ・PD 4〜6mm 45.8%，7mm≦7.5% ・BOP 54.2% ・上顎左側頬小帯に傷 ・口臭あり
⑥頭頸部の疼痛や不快感（疼痛）	・訴えなし	・痛みの原因となる徴候なし

（次頁へつづく）

表 2-3-2　情報の分類（つづき）

⑦口腔健康管理の知識（知識）	・「父親が歯周病治療のため通院しています」 ・「歯ぐきが弱ってきており，歯がグラグラしているみたいです．できるだけ現状をよい状態で残してほしい」	・発達年齢 4 歳 6 カ月以上 ・自ら話しかけることがほとんどない こちらの話していることには，オウム返しをする ・出来事を随時日記に記している ・$\frac{6\ 5\	\ 6}{7\ \	\ 4\text{-}7}$ 欠損（義歯予定） ・$\frac{1\	}{1\	}$ 隣接面 C（CR 充塡予定） ・$\frac{4\	}{6\ 2\	}$ 動揺度 2 ・歯槽骨 1/3 以上の吸収 ・$\frac{3+3}{3+3}$ 咬耗 ・歯間乳頭・辺縁歯肉の歯肉腫脹がある ・PD 4〜6 mm 45.8%，7 mm≦7.5% ・BOP 54.2%
	> ブラッシング動作は排泄，着脱，入浴などの日常生活動作と同様，生後学習して獲得していきます．しかし，保護者の意識やニーズが低い場合，歯磨きができる機能が備わっていても，ブラッシング動作が育っていないこともあります．そのため，「ブラッシング行動の発達過程」や「小児の歯磨き動作の発達」を参考に，現状のブラッシング能力の把握に注目します．	
⑧口腔健康のための行動（行動）	・「私（母）の声かけがあって歯磨きを始めます．横にいて一緒にやるのを嫌がるので，総じて雑で早いです」 ・歯磨きは自立している（2回/日）朝食後・就寝前 ・「通所施設では，歯を磨く時間がない様子です」 ・「鏡を見ながらしています」 ・「うがいはできます」	・鏡の前で立った状態で，歯ブラシは親指を手のひらと対立させてつかむ．大きなストローク，高い圧で 3 分程度唇頬側のみを磨く．歯間ブラシは規則性なく，1 回の往復運動を行う［運動］ ・体幹は安定しており，上肢を体幹から離して磨いている［運動］ ・PCR 81.2%［運動］ ・歯垢染色すると，鏡を見て汚れの部位を磨くが，歯の欠損部位にも歯ブラシを当てて動かしている［認知］ ・歯磨きをしている間，集中して取り組める［情意］ ・歯ブラシを当てる場所を写真と言葉で伝えると，同じ言葉を繰り返しながら鏡を見て実施できる［認知・運動］ ・介助者，両親のいずれかの 1 人と一緒に来院 ・出来事を随時日記に記している
	> 運動障害のない発達障害者において，基本的習慣とブラッシング行動の発達は，強い関連性があるといわれています．現段階での能力の限界を予測し，対象者に何を教えるべきかを把握することが大切です．	
	・補助用具（歯磨剤，軟らかい歯間ブラシ）を使用 ・「歯磨きはあまり好きではない様子です」 ・「40 分かけて来ました」 ・父（71 歳），母（68 歳），3 人兄弟の長男	

2）歯科衛生アセスメント（情報の解釈・分析）

　　本人からの言葉による表出が少ないので，表情や行動，検査値の変化，家族を含む OK さんを支える周囲の方がたの連携および環境に目を向け，情報の意味を読み解いていきます（**表 2-3-3**）。

表 2-3-3　情報の解釈・分析

	領域	情報の意味（情報の解釈・分析）
①	身体	自ら話しかけることはないが，日記への表出やオウム返しをして言葉の意味を理解している．24 歳頃よりてんかんを発症．デパケン®を服用するようになるが，最後の発作は 7 年前であり，十分コントロールされている．
②	心理	歯科治療の経験もあり，発達年齢が 4 歳 6 カ月以上であるため，通法下で歯科診療に適応できるレディネスが整っている．しかし，疾患特性（表現が苦手，理解が困難で不安，はじめてのことや変化が苦手）や恐怖心があり，音に敏感なため，診療室においての不安や恐怖心を軽減する必要がある．
④	硬組織	臼歯部の欠損が 8 歯，動揺度 2 以上が 3 歯あり，舌で触る姿が見受けられることから，何らかの違和感があると考える．また，歯槽骨の吸収に加え前歯部の咬耗が著しいことから，過度に力がかかり歯の動揺の進行を促進する可能性があると推測できる．しかし，食事においては家族と変わらない普通食を食べており，歯科受診行動に繋がらなかった．現在の BMI は 24.73 と普通体重で問題がないが，今後咀嚼機能低下の恐れがあるため，義歯の必要性を理解し，徐々に慣れていく必要がある． デパケン®服用による口渇（副作用），歯肉退縮により歯根が露出，および咀嚼機能の低下による自浄作用の低下によってカリエスリスクが高まる可能性がある． う蝕については，本人や家族の訴えがない．歯科衛生介入により解決可能な問題ではないので，歯科医師の治療となる．
⑤	軟組織	全歯にわたり歯間乳頭および辺縁歯肉に歯肉腫脹，PD 4 mm 以上 45.8%，BOP 54.2%と歯周組織の炎症が著しい．抗てんかん薬を 17 年間服用しているが，副作用である顕著な歯肉肥厚は認められない． 特定の薬物〔例：フェニトイン（抗けいれん薬）など〕を服用する患者の口腔内において，副作用として歯肉の増殖が認められることがあります． 頬小帯の傷は歯ブラシの誤用による可能性がある． 疾患特性（口腔内維持管理の必要性の理解不足，言葉による表出ができないこと），個体特性（母親が横や近くで関わろうとすると嫌がる）を踏まえ，歯周病が中等度から重度に進行してからの受診となったと考えられる．
⑦	知識	歯ぐきが弱っていることや歯の動揺のことには家族の関心があるが，現在歯 20 歯に至るまでの過程や，咀嚼についての質問はない． う蝕についての家族からの訴えはなかったが，歯科医師の検査により隣接面う蝕がみつかった．個体特性（発達レベル，口腔内状況の把握，自立の希望など）に応じた歯科保健行動の支援を実施するためには，OK さんを含めた家族が歯周病やう蝕に対する知識が少なかったことが，口腔健康管理の知識不足に繋がった．
⑧	行動	歯磨きにおいても，必要な能力を獲得する大脳の領域には「認知・運動・情意」の 3 領域が必要です．そのためそれぞれの領域を確認するとよいでしょう． ［認知］染色部分は鏡を見て取り除くことができるが，どのように歯磨きをするかという意図的・合目的意味までは至らぬところがある． ［運動］親指を手のひらと対立させたパームグリップで歯ブラシを持ち，大きなストロークで力任せに行っており，舌側および細かい歯頸部には当たりにくく，PCR 値が高い．しかしながら，咬合面・頬側面・前歯部舌側面まで磨ける可能性がある．歯間ブラシも規則性がなく，1 回の往復運動に留まっている． ［情意］生きることに密接した日常生活および歯科診療場面の ADL は自立しており，言葉の意

（次頁へつづく）

表 2-3-3　情報の解釈・分析（つづき）

⑧	行動	味はおおよそ理解できている．また，歯磨きに対する行動は，保護者のニーズが低いこともあり，自発的に行うまでには育っていない．しかし，診療室では，こちらの話を素直に受け入れており，自立を望んでいる面も見受けられる．表出においては，歯科医療側へ直接話しかけることが少なく，日記や診療室・家庭・通所施設において，行動の観察を母親と連携をとり進めて行く必要がある． 自ら話しかけることはないが，日記への表出やオウム返しをして言葉の意味を理解している．キーパーソンは母である．両親の加齢に伴い役割が変化する可能性がある. OK さんの疾患特性により，自分自身で口腔内を管理することが困難です．また，キーパーソンを含め，時間とともに彼を取り巻く環境は変化していくと考えられます．いかにこの環境に対して支援の人や手段などを整えることができるかが，OK さんの今後の QOL に関わってきます．それを導き出す考え方のヒントとして，ICF を活用するのも 1 つです. 通院に 40 分かかり，両親の加齢や介護の負担の軽減など，なによりも OK さんの自立支援を行うためには，生活圏内においてかかりつけ歯科医院をみつけ，本院と連携して進めていくことが，将来の活動や社会参加の幅を保つこととなると考える.

3）歯科衛生診断（歯科衛生上の問題リスト作成）

　領域①（身体）は充足しています．また，領域⑦（知識）の歯周病（口腔健康管理）についての知識不足，領域④（硬組織）の咀嚼機能低下においては，領域⑤（軟組織）の教育計画と重なるため統合した問題とします．次に，領域⑦（知識）のう蝕についての知識不足を領域④（硬組織）に統合します．最後に領域⑤（軟組織）の頬小帯の傷においては，領域⑧（行動）の教育計画が重なるため統合します（**表 2-3-4～6**）.

表 2-3-4　歯科衛生上の問題リスト

#	領域	歯科衛生診断文
1	②心理	診断句：歯科治療に対しての不安・恐怖心 原因句：a．自己表現が苦手，診療の理解が困難で不安，はじめてのことや変化が苦手，痛みや音に敏感
2	⑤軟組織	診断句：歯周組織の炎症反応亢進状態 原因句：b．疾患および個別特性による口腔内維持管理の必要性の理解不足 　　　　c．歯周病に対する知識不足（咀嚼機能低下のリスクも含む） 　　　　d．定期的な歯科受診の行動不足
3	⑧行動	診断句：非効果的口腔衛生行動 原因句：歯磨きの意図的な意味の理解不足 　　　　e．手首の動きが不十分による技術不足 　　　　f．保護者監督の不足 　　　　g．口腔衛生行動の意欲の不足 　　　　h．口腔保健行動を行いにくい環境（保護者の高齢化，遠方からの通院であること）

（次頁へつづく）

表 2-3-4　歯科衛生上の問題リスト（つづき）

4	④硬組織	診断句：う蝕亢進リスク状態 原因句：i．デパケン® 服用による唾液分泌の低下 　　　　j．歯肉退縮により歯根が露出 　　　　k．咀嚼機能低下による自浄作用の低下 　　　　l．う蝕についての知識不足

新人：なぜこの順序にしたのですか？　いままで学んできたものと違う気がします．

プリセプター：OK さんは問診でも歯科診療に対して拒否行動を示すことなく，通法下で行えると言っています．また，発達年齢においても十分その能力が備わっています．しかし，新しい環境における治療では不安や恐怖心がいっそう高まると考えられます．それを少しでも軽減できる，患者の心身の状態を調整していくことからスタートさせたのです．また，本人による歯肉縁上プラークのコントロールも限界があります．そのため，歯周治療の最大の目的として，歯周病原細菌を口腔内から排除することを主眼に置き，プロフェッショナルケアを優先させました．症状が治まり，主訴である「歯周組織の炎症症状に伴う不快」が軽減していくことを意図しています．

4）歯科衛生計画立案（表 2-3-5，6）

　同じような歯科衛生診断でも，目標や計画は対象者の個別性のあるものになります．収集した情報や背景を繰り返し確認しながら，計画を立案します．

表 2-3-5　長期目標と短期目標
■：達成　　　▨：一部達成　　　□：達成せず　　　/：評価月/日

#	領域	目標	評価	
1	②心理	長期：歯科治療に対する不安や恐怖心が軽減する 短期：	□	/
		a．今から行われる診療の説明を受け，治療が受けられる	□	/
		b．歯周組織の不快症状が減少し，自信をもって治療に協力できる（6 カ月後）	□	/
2	⑤軟組織	長期：歯周組織の炎症が軽減する 短期：	□	/
		c．浸潤麻酔下で SRP を受けることができる	□	/
		d．BOP が 54.2％から半減する（6 カ月以内）	□	/
		e．舌や指で口腔の不快部分を触れなくなる（6 カ月以内）	□	/
		f．間隔の短い（1 カ月に 1 回）定期健診を受ける（1 年以内）	□	/

（次頁へつづく）

表 2-3-5　長期目標と短期目標（つづき）

| 3 | ⑧ 行動 | 長期：半年以内に，歯磨きが習慣化される
短期：
g．保護者は OK さんへの支援方法がわかり，歯磨き開始の声かけができる
h．鏡を見ながら，座って集中して磨くことができる（頬側面・前歯部舌側面）
i．歯垢染色部位を磨ける
j．歯間ブラシを使って 1 カ所につき 5 回以上の前後運動ができる
k．保護者の声かけがなくても，自ら歯磨きを実施する
l．生活圏内にかかりつけ歯科医院をみつける（1 年以内） | □　/
□　/
□　/
□　/
□　/
□　/
□　/ |
| 4 | ④ 硬組織 | 長期：う蝕の予防ができる
短期：
m．定期的に健診を受ける | □　/
□　/ |

表 2-3-6　ケア計画（C-P），教育計画（E-P），観察計画（O-P）

＃1	C-P	a．穏やかな口調で，話の内容を短く，繰り返し肯定文で話す b．Tell-Show-Do 法を用い，治療内容を説明する c．ボイスコントロール法を用いる d．協力的に治療が進んだらほめて，安心感と自信を与える
	E-P	なし
	O-P	a．説明時の表情やオウム返し，態度を確認する b．家庭内での OK さんの様子を保護者からうかがう
＃2	C-P	a．歯肉縁上のデブライドメントを行う b．歯肉縁下のデブライドメントを行う（$\overline{45}$，$\overline{43}$，$\overline{6\text{-}4}$ の予定）．ただし，痛みを与えることなく歯肉の反応がよく，限られた時間で終われる部位から選択する
	E-P	a．保護者に対し，OK さんの口腔内の現状を話す．自立を援助するためには，定期的なプロフェショナルケアが必要であることを説明する b．歯周病の病態と歯の動揺の関係を説明する c．歯の動揺や欠損による咀嚼機能低下の関係と義歯の必要性を説明する
	O-P	a．本人からの表出が困難なため，歯周組織，義歯装着による問題がないか確認する b．歯肉の発赤・腫脹および歯の動揺度の程度 c．BOP の有無 d．保護者の歯周病に対する理解度 e．家庭においての OK さんの様子を保護者からうかがう f．定期健診の予約状況
＃3	C-P	通院時に機械的歯面清掃によってプラークを除去する
	E-P	a．座った状態で清掃効率および安定性のよいヘッドの大きい歯ブラシを用いて，鏡を見て，歯頸部や舌側への当て方と動かし方をパターン化する．手を添えて誘導・指当て・言葉がけを用いて説明する b．歯間ブラシの動かし方を視覚的支援を併用して説明する c．歯周病の原因と歯磨きの関係を簡単に説明する d．課題を認知し，できたらすぐに賞賛の言葉で励ます e．保護者に対し，OK さんが自立するためには生活圏内の歯科医院へ，間隔を短めで定期的に通う必要性を説明する

（次頁へつづく）

表2-3-6 ケア計画（C-P），教育計画（E-P），観察計画（O-P）（つづき）

#3	O-P	a．歯を磨く意欲 b．歯ブラシの当たる場所および操作方法（ストローク，圧） c．歯間ブラシの操作方法および回数 d．頰小帯の傷の状態
#4	C-P	a．機械的歯面清掃や術者磨きを実施し，歯肉縁上のプラークを除去する b．フッ化物を応用する
	E-P	う蝕の病態と予防法を説明する
	O-P	う蝕の徴候がないか確認する

 ヘンダーソンはその人らしく充足した生活ができるようにするために，体力と意志力と知識からの援助の必要性と程度を判断し，その程度に応じて，「患者を援助すること，患者が自立して自分一人で行えるような状況をつくり出すことが，私たちの言う基本的ケアである」と定義しています．そのため，OKさんができないことをすべて手伝うのではなく，OKさんがもっている能力を最大限活かすために，必要最小限の支援を考えて介入することが大切です．

 だから同じ疾病であっても，同じような目標や計画にならないのですね．

7．歯科衛生介入（実施）

2～10回目（2月2日，3月8日，4月19日，5月24日，6月28日，8月23日，9月20日，11月11日，12月13日）の治療のうち3，10回目（3月8日，12月13日）を抜粋して示します（**表2-3-7，8**）．

表2-3-7 歯科衛生介入（実施記録）— 3月8日（3回目）の記録

3/8	#1 歯科治療に対しての不安・恐怖心
	S：「前回の治療後，全身・口腔ともに特に変わったことはなかった」と母より
	O：治療の受け入れに対し変化なし．落ち着いて処置を受け入れている 　3回目の治療となるが，診療内容を簡単に伝えると通法下で十分対応できる
	A：言葉による表出が苦手なので，引き続き様子をみる
	P：C-P：ボイスコントロールを用いる．痛みはOA＋浸麻で歯科医師がコントロール 　O-P：体動もなく，落ち着いて治療に協力している．いつもどおり日記を記入して終了した
	#2 歯周組織の炎症亢進状態

（次頁へつづく）

表 2-3-7　歯科衛生介入（実施記録）—3月8日（3回目）の記録（つづき）

3/8	O：|45　プラークにより歯肉腫脹しているが改善傾向 　　歯肉発赤あり，BOP（+），舌苔（+），口臭（+）
	A：前回実施後，歯肉はやや改善傾向にあるが，歯肉縁上のコントロールが難しい 　　OKさんも治療に協力的であるので短期間で予約を取り，デブライドメントを併行するなど， 　　予約状況を鑑み，保護者・主治医と相談の必要がある
	P：C-P：43|　歯科医によりOA＋浸麻，SRP
	#3　非効果的口腔衛生行動
	O：PCR＝81.2%，舌側・隣接面にプラークが付着している．頬小帯の傷は治まる
	A：前回とPCRは変化なし
	P：E-P，O-P：鏡を見ながら座って行った．歯ブラシの毛先全面を舌側・口蓋側に当てて歯 　　ブラシの操作法を手を添えて誘導した．動かし方は慣れていないので，何とか動かせる程度．軟 　　らかい歯間ブラシも，部位を示すと動かせている．意欲もあるので，繰り返し練習していく

> 知的能力障害者は短期記憶に欠陥があり，一度に記憶できる量が少ないとされています．そのため，課題を1つにして繰り返し関わることを心掛けます．

表 2-3-8　歯科衛生介入（実施記録）12月13日（10回目）の記録

12/13	#2　歯周組織の炎症反応亢進状態
	S：母親から「口に手を入れて，気にしている様子が見られなくなった」
	O：歯肉腫脹は軽減，PD4mm以上16.7%，BOP38.6%，動揺度2が2歯，6|自然脱落
	A：歯周組織の炎症が残っており，縁上および縁下のプラークコントロールが引き続き必要 　　母親から満足の声が聞けた．以上のことから，目標は一部達成できている
	P：C-P：機械的歯面清掃処置，洗浄 　　治療の予約の間隔がなるべく短くなるよう保護者と調整 　　コンスタントなプロケアと並行しながら引き続き進める
	#3　非効果的口腔衛生行動
	S：母親から「食後の朝・晩2回行えるようになった」，「励ましてもらえることを嬉しく思っ 　　ており，日々自ら歯磨きをすることに繋がっている様子」
	O：鏡を見ながら集中して取り組めている
	A：意欲もあり，前向きな気持ちがある
	P：C-P：TBI，フルマウス歯垢染色，PCR55.3% 　　E-P，O-P：指示した媒体・言葉かけがあると舌側，歯頸部，歯間部も磨ける（短期目標 　　一部達成） 　　O-P：歯間部清掃：10回/力所．前後運動 　　今後OKさんの生活圏内で通院できる施設を調整していきたい

（次頁へつづく）

表 2-3-8　歯科衛生介入（実施記録）12 月 13 日（10 回目）の記録（つづき）

12/13	＃4　う蝕亢進リスク状態
	O：新たなう蝕なし．根面露出
	A：引き続き様子をみる
	P：＃2と同様

8.　歯科衛生評価

　10 回目（12 月 13 日）の来院の評価時．前回までで歯科衛生士が診療の補助をした急性炎症を除くための歯周基本治療が終わりました．その効果の判定のために評価へ進みます（**図 2-3-5～8**，**表 2-3-9**）．この後，歯科医師により修復・補綴治療が行われます．

　症状や徴候は，歯科衛生過程を進めていくうえで有用な情報（データ）です．とりわけ精密検査の結果，たとえば，プロービングの評価が歯肉の現状を，エックス線画像が長期の歯周組織のコントロール状態を知る手がかりとなります．特に自分の思いを伝えることが苦手な対象者にとって，自覚症状を代弁する指標の 1 つとしてみることもできます．さらに，それぞれの結果を追うことで，小さな変化に気づき，対象者を支えている周囲の励みとなります．この症例をとおして，それが理解できると思います．

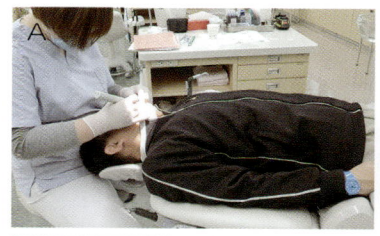
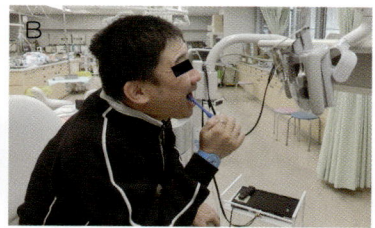
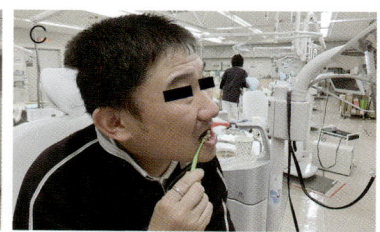
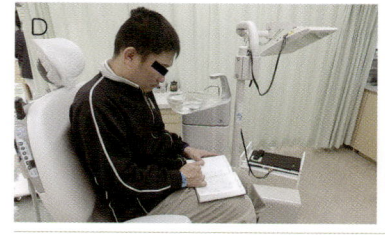
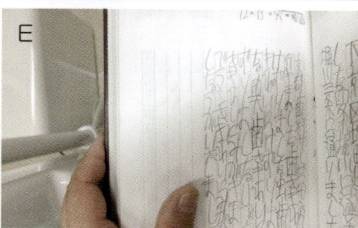

図 2-3-5　歯科衛生評価時
　A．診療を受けている様子
　B．リトラックミラーで確認しながらの歯磨き
　C．歯間ブラシの使用
　D，E．診療後，日記に記している．

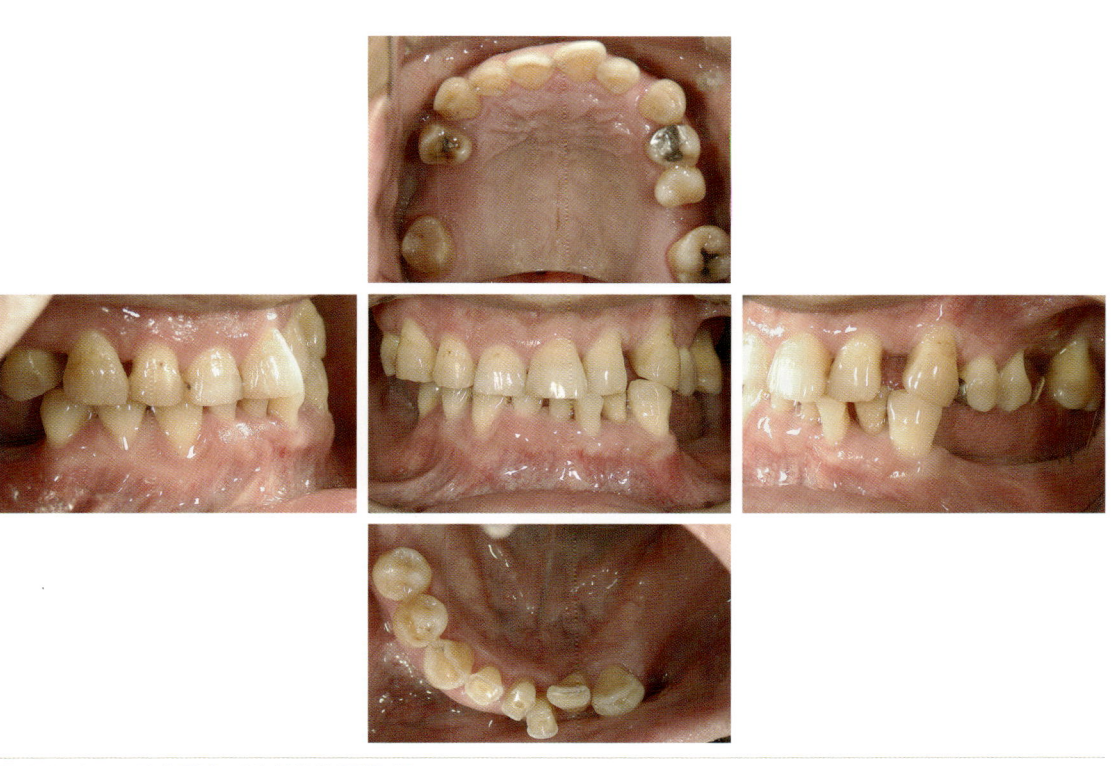

図 2-3-6　口腔内写真（歯科衛生評価時）
歯肉の腫脹や傷，出血の状態など，初診時からどのように変化したか観察する（図 2-3-1 と照らし合わせる）．

歯の動揺度		0			2	1	0	1	1	1	1	0	1			1
ポケットの深さ		3 3 3			3 ③8 3 3	3 3 3	2 3 3	3 2 ③ 3	2 3 2	2 2 2	3 2 ③	3 2 4 ③	2 4			⑥⑥4
		③ 3 3			③ 5 6	3 2 4 ③	2 3 3	2 2 2	2 2 2	2 2 3	5 2 3	③③③③	3 3 4			3 3 5
歯式	8	7	6	5	4	3	2	1	1	2	3	4	5	6	7	8
	△		△	△	AF			C₁				In		△	AF	△
歯式				E	D	C	B	A	A	B	C	D	E			
	△	△	On					C₁				△	△	△	△	△
	8	7	6	5	4	3	2	1	1	2	3	4	5	6	7	8
ポケットの深さ				3 3 ③	3 3 3	4 2 ③	3 2 4	2 ③ 3	3 3 3	6 ④ 3	4 2 3					
				3 2 3	2 3 3	3 2 3	2 ③ 3	2 ③ 3	③ 3 3	2 ⑥⑥	3 2 3					
歯の動揺度				1	0	0	0	1	1	2	0					

〇は出血（BOP）　　　　　　　　　　　　　　　　　　　　　　　　　BOP＝38.6%

歯　石　　■なし　　□あり（　　　　　　　　　　　　　　　　　　　　　　）
歯肉の状態　■良好　　□腫脹（　　　　　　　　　　　　　　　　　　　　　）

図 2-3-7　歯式および歯周精密検査（歯科衛生評価時）

PCR＝55.3%

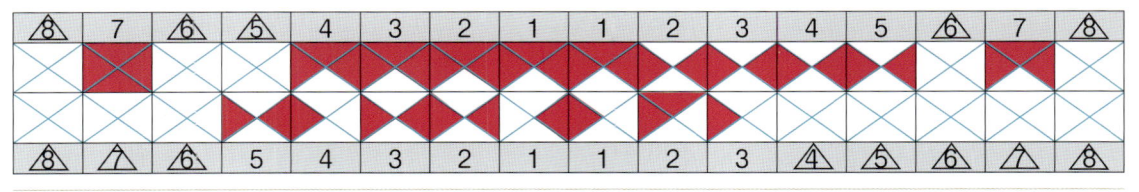

図 2-3-8　O′Leary のプラークコントロールレコード（PCR，歯科衛生評価時）

表 2-3-9　目標および評価

■：達成　　▨：一部達成　　□：達成せず　　　/　：評価月/日

#	領域		目標	評価
1	②心理	長期目標	歯科治療に対する不安や恐怖心が軽減する	■ 11/11
		短期目標	a．今から行われる診療の説明を受け，治療が受けられる b．歯周組織の不快症状が減少し，自信をもって治療に協力できる（6カ月後）	■ 1/26 ■ 11/11
2	⑥疼痛	長期目標	歯周組織の炎症が軽減する	▨ 12/13
		短期目標	c．浸潤麻酔下で SRP を受けることができる d．BOP が 54.2%から半減する（6カ月以内） e．舌や指で口腔の不快部分を触れなくなる（6カ月以内） f．間隔の短い（1カ月に1回）定期健診を受ける（1年以内）	■ 2/2 ▨ 12/13 ■ 12/13 ■ 12/13
3	⑦知識	長期目標	半年以内に，歯磨きが習慣化される	▨ 12/13
		短期目標	g．保護者は OK さんへの支援方法がわかり，歯磨き開始の声かけができる h．鏡を見ながら，座って集中して磨くことができる（頰側面・前歯部舌側面） i．歯垢染色部位を磨ける j．歯間ブラシを使って1カ所につき5回以上の前後運動ができる k．保護者の声かけがなくても，自ら歯磨きを実施する l．生活圏内にかかりつけ歯科医院をみつける（1年以内）	■ 3/8 ▨ 12/13 ■ 5/24 ■ 12/13 ■ 11/11 □
4	⑧行動	長期目標	う蝕の予防ができる	■ 12/13
		短期目標	m．定期的に健診を受ける	■ 6/28

1—事例紹介

72歳の女性が左頰の痛みを主訴に，○○○歯科を受診しました．がんの診断・治療のために，歯科診療所から大学病院へ紹介し，歯科併設病院である大学病院から歯科診療所へ術前の周術期口腔機能管理を依頼された事例です．

2—初診時（2018年6月1日）の受診

1. 診療申込，紹介状等提出

患者JSさんは「口の中が腫れて痛いのでみてほしい」と受付でお話しになりました．紹介状など文書はありませんでした．

2. 健康調査票記載

JSさんが受付で記載した健康調査票です．記載されたことのみを抜粋して示しています（**表2-4-1**，**表2-1-1**参照）．

3. 医療面接，検査等

主　訴：左奥が痛く，腫れている．

現病歴：1カ月前，左奥頰を嚙んでしまい，耳の下のあたりの口の中が痛く，腫れている．

それから，痛んだり，痛まなかったりしているが，治らないのでみてほしい．

歯科的既往歴：抜歯や麻酔もしたことはあるが，これまで歯科治療で問題や怖さを感じたことはない．

医科的既往歴：橋本病と高脂血症があり，服薬している．どちらもいまは特に問題を感じておらず，2カ月に1回かかりつけ医を受診している．

検　査：歯科医師の指示で口腔内写真が撮影され，そののちパノラマエックス線写真が撮影された（**図2-4-1，2**）．

表 2-4-1　健康調査票

健康調査票　　　　　　　　　　　　　　　　　○○○歯科

氏　名	JS	性別 男・(女)	生年月日　1946　年 3　月　5　日　　72　歳

住　所	〒　○○○-○○○○　　　○○県○○市○○町○○

該当の場合，□を■にぬりつぶしてください　　　　　　記入（ 2018 年 6 月 1 日）

当院ははじめてですか	■はじめて
本日来院された理由を教えてください	■その他（　1カ月前に嚙んでしまって左下奥が痛く腫れている.　　　　　　　　　　　　　　）
痛みや違和感がありますか	■あり ありと答えた方は ※ にお答えください
※ どこがおかしいですか	■頰　（　左口内　　　　　）
※ どのような状態ですか	■痛んだり止んだり
歯を抜いたことは	■あり（　　　年　　　　月頃　）
歯を抜いたときの異常は	■なかった
あなたの健康状態は	■普通
薬・食べ物でアレルギーや過敏は	■なし
いままでにかかった病気	■なし
現在かかっている病気	■その他（　橋本病*，高脂血症　　　　　）｜主治医（　I　）病院の（　T　）先生
ご家族で病気をもちの方はいますか	■はい　　続柄（　夫　）　病名（　高脂血症　　　　　　　　　　　）
飲んでいる薬	■あり（　リピトール®*，チラーヂン®*　　　　　　　　　）
歯磨きについて	1．1日のブラッシングの回数と時間 　1日（　2　）回　　■朝食後　　■就寝前 　1回につき（　　3　　分） 3．使用している清掃用具 　■歯ブラシ　　■歯間ブラシ 　・歯ブラシの交換時期（　年に2，3回　　　　　　　　　） 4．歯磨剤　　■使用している 　・商品名（　不明　　　　　　　） 5．ブラッシング指導の経験 　■あり 　・いつごろですか（　数年前　　　　　　　　　　） 6．歯石をとったことがありますか 　■あり 　・いつごろですか（　数年前　　　　　　　　　　）
嗜好品がありますか	■食べ物（　甘いもの　　　　　　　　　　　）
食生活について	食事（　3　）回／日 　朝食 ■あり　昼食 ■あり　夕食 ■あり 間食（　1　）回／日 間食（飴）（のど飴，ミント類含む）
歯の治療について	■なんともない
診療についてのご希望	■なし

上記に関して相違なければ，サインしてください.

お名前　　　　J　S	2018　年　6　月　1　日

*橋本病：甲状腺に慢性的な炎症が起こる自己免疫性疾患. 女性の割合が多い. 甲状腺機能異常があると代謝の調節が正常に働かなくなり，さまざまな症状が現れる.

*リピトール®：一般名：アトルバスタチンカルシウム水和物. スタチン系薬で，コレステロール合成を抑えて血液中の LDL コレステロールなどを低下させ，動脈硬化などを予防する高脂血症治療薬.

*チラーヂン®：一般名：レボチロキシンナトリウム水和物. 副甲状腺機能低下症治療薬.

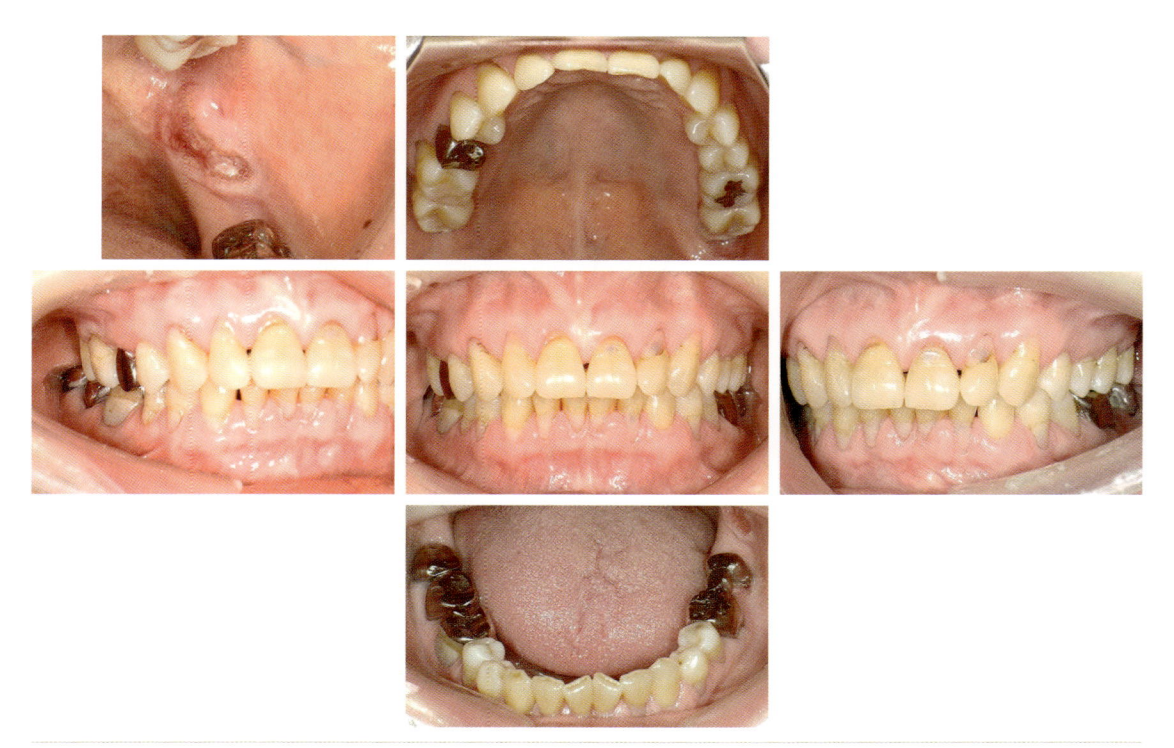

図 2-4-1 口腔内写真（初診時）
術前のがん罹患部位の状態，現在歯の状態，プラークリテンションファクター，歯・粘膜の形態，口腔衛生状態，プラーク付着の状態，口腔乾燥状態，歯肉炎症の状態，開口度などを観察する．

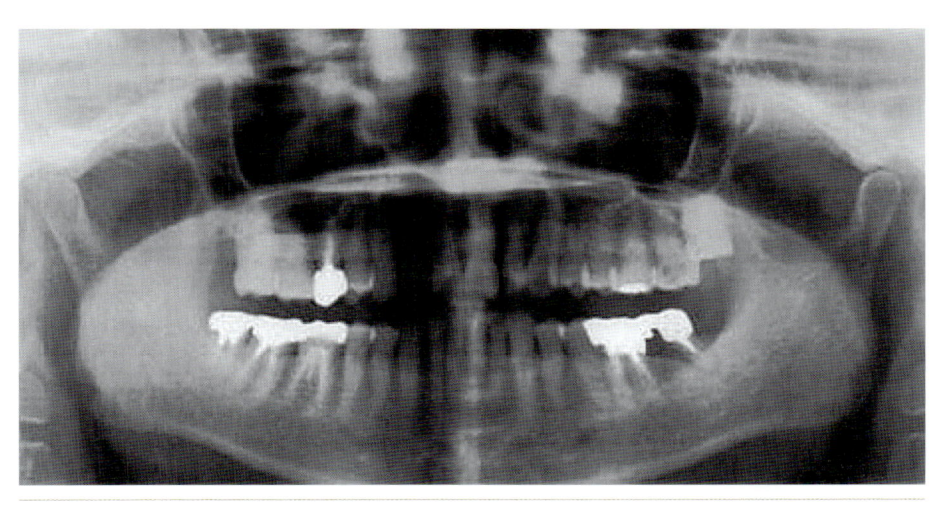

図 2-4-2 パノラマエックス線写真（初診時）
術前のがん罹患部位の状態，歯槽骨の吸収，歯石沈着の状態，歯根の形態などを観察する．

新人：周術期口腔機能管理の意味は何でしょうか？

プリセプター：周術期とは術中だけではなく，術前，術中，術後の3つの段階を含む一連の期間のこと．周術期口腔機能管理は，その周術期における口腔の状況，環境により引き起こされる合併症やトラブルの予防を目的としているの．つまり，口腔疾患の治療が目的ではなく，手術，化学療法，放射線療法が，合併症やトラブルがなく，円滑に行えるようにすることが目的なの．

合併症やトラブルってどんなことが起こるのですか？

たとえば，化学療法や放射線療法を行うと，口内炎や吐き気，血球減少などのさまざまな有害事象が生じるわ．

4. 診断・治療方針の決定（初診時：6月1日）

傷病名：左頬粘膜腫瘍

歯科医師は，JSさんの口腔内所見から頬粘膜がんを疑いました（**表2-4-2**）．そこで，歯科医師は，近くにある連携病院の口腔外科へ連絡をして，検査と治療の予約を取り，翌日JSさんに受診してもらうことにしました．

表2-4-2　初診時のカルテ

月日	部位	療法・処置	点数	徴収額
2018.6.1		初診		
		既往歴：高脂血症，橋本病	記載省略	
		常用薬：リピトール®，チラーヂン®		
		息子の連絡先：03-5803-××××		
		左頬粘膜腫瘍（Malignant Tumor）		
		パントモ，口腔内写真		

3―2回目（6月2日）の受診

翌日，歯科医師は，JSさんの頸部リンパ節に弾性があるが硬いしこりを確認し，左頬部に腫瘤とその一部の壊死を認め，開口障害がないことを確認しました．その後，診断情報提供書（**図2-4-3**）をJSさんに渡し，いまからT大学病院口腔外科の○○先生に検査してもらうように伝えました．

ご依頼（診断情報提供書）

紹介先医療機関

T 大学病院口腔外科　　○○先生

○○○歯科　　○○○○

下記の患者様のご高診をよろしくお願い申し上げます.

患者氏名　　JS　　1946 年 3 月 5 日生　（72 歳）女性

紹介目的

　左頬粘膜 Ca の疑いおよび左頸部リンパ節転移の疑いのため，精査・加療をお願いいたします．なお，周術期口腔機能管理は当院にて行いたいと思いますので依頼書をお願いいたします．

図 2-4-3　診療所からの依頼書（診断情報提供書）

4—3 回目（6 月 2 日）の受診

　患者 JS さんは，大学病院からの回答と周術期口腔機能管理を依頼する内容の文書を持参して，同日の 2 日に○○○歯科に来ました（3 回目の受診）．

　T 大学病院からの回答の文書を示します（**図 2-4-4**）．この時点では，検査の結果がまだ出ておらず，確定診断はされていません．しかし，○○○歯科で術前の周術期口腔機能管理を行うよう，計画書と同意書も一緒に提出されました（**図 2-4-5**）．

1. 歯科医師からの指示

　歯科医師からの指示に従い，プリセプター□□が JS さんの担当歯科衛生士になりました（**表 2-4-3**）．手術まで少し時間があること，患者さんの不安がとても大きく，しかも大学病院受診でとても疲れていることから，本日は予約のみとしました．

2018 年 6 月 2 日

○○○歯科　○○○○先生御侍史

T 大学歯学部附属病院　△△▽▽

患者氏名　JS　生年月日　1946 年○月○日（72 歳）女性

既往歴，症状，治療経過および検査結果

平素より大変お世話になっております．本日当科受診し，生検施行しました．
左耳下腺部の腫瘤については，超音波検査ではワルチン腫瘍[*]を疑いますが，転移の可能性もあります．画像検査にて評価し，手術方針を決定したいと思います．術前の口腔機能管理については，貴院にてよろしくお願いいたします．方針等決定しましたら，ご連絡いたします．

[*]ワルチン腫瘍：良性上皮性腫瘍の 1 つ．

図 2-4-4　大学病院からの報告書（診断情報提供書）

2018 年 6 月 2 日

周術期口腔機能管理計画書・同意書

患者氏名　JS　生年月日　1946 年 ○ 月 ○ 日（72 歳）女性

口の中には細菌が数多く存在し，口や全身の病気を引き起こすことがあります．特に放射線治療，化学療法，外科手術などを受ける場合，さまざまな影響により，口の健康状態を悪化させることが予想されます．そこで術前から術後の期間，口の中を清潔にし，細菌数を減らすこと，歯肉などの口腔粘膜状態を改善することを目的に口腔の管理を行います．

基礎疾患の状態……□糖尿病　□高血圧症　□呼吸器疾患　□心血管疾患
　　　　　　　　☑その他（高脂血症，橋本病はあるが歯科治療に問題なし）
口腔の衛生状態……□良好　□むし歯…なし　☑歯周病…軽度　□義歯装着

医療機関名　T 大学歯学部附属病院　担当歯科医師名　△△▽▽（ 署名 ）

私は，周術期などにおける口腔機能管理の必要性と重要性の説明を受けて理解しましたので，治療を受けることに同意いたします．

患者名　JS（ 署名 ）

図 2-4-5　大学病院からの周術期口腔機能管理計画書・同意書

表2-4-3　3回目（6月2日）のカルテ

月日	部位	療法・処置	点数	徴収額
2018.6.2		再診	記載省略	
		本日 T 大学病院にて生検*　　〇〇 Dr		
		CT など予約．6/9 に T 大学病院にて説明ある由		
		手術を行う場合は 6 月中旬に実施可能		
		T 大学病院より周術期口腔機能管理の依頼		
		□□歯科衛生士に指示		

*生検：生体検査．患部組織の一部を取って検査すること．

　がん治療などの周術期口腔機能管理では，時間が限られているうえに，検査続きで疲労している身体，疾患とその治療，生活や仕事への支障が起きないかといったさまざまな不安を抱える対象者の心身の状態に十分配慮しなければなりません．

　対象者の身体的負担を軽減するとともに，心理的負担に寄り添いながら歯科衛生介入を行うことがカギとなります．そのためには，がん治療を行う病院との情報共有がとても大切です．

新人：JS さんの場合は，当院から大学病院でがん治療を受けていますよね？

プリセプター：そうね．医科歯科併設の医療機関である T 大学病院でがんの診断をされ，T 大学病院から〇〇〇歯科での周術期口腔機能管理を依頼されました．周術期口腔機能管理は，病院で行われることが多く，今回のようなケースはそれほど多くないけれど，対象者のがん治療のことも理解して，かかりつけ歯科医院として生涯にわたり対象者を支援できる歯科診療所の歯科衛生士の役割は大きいわね．

5—4 回目（6 月 11 日）来院，歯科衛生介入時受診の流れ

　JS さんは大学病院を 6 月 9 日に受診し，口腔がん（診断名：臼後癌）と診断されました．がん治療の方針が決まったのち，周術期口腔機能管理の依頼が来ましたので，〇〇〇歯科の歯科衛生士が担当します．

1. 歯科衛生アセスメント，歯科衛生診断，歯科衛生計画立案

1）歯科衛生アセスメント（情報の分類）

　JS さんの術前の口腔機能管理を 6 月 11 日に行います．がん治療が迫っているため，術前に JS さんを診ることができるのは 1 回のみです．担当するまでの初診から数日間にわたる情報で歯科衛生アセスメントを進めます（**表 2-4-4**）．

表 2-4-4　情報の分類

	主観的情報（S データ）	客観的情報（O データ）
①身体の健康状態 （身体）	・高脂血症，橋本病で服薬中	・大学病院で口腔がんの治療予定 ・周術期口腔機能管理計画書（紹介状）では全身疾患に関しては問題なしとのこと
②歯科衛生介入に対する不安やストレス（心理）	・口腔がんやがん治療への不安，検査による負担の訴え	・顔にも髪にもツヤがなく，口角が下がり瞳もくもり，背中を丸めている
③顔や口腔に関する審美的な満足度（審美）	・訴えはなし	
④硬組織の健康状態 （硬組織）	・訴えはなし	・がん治療前に左側臼歯部抜歯予定
⑤軟組織の健康状態 （軟組織）		・軽度な歯周炎 ・頰粘膜にがん病巣
⑥頭頸部の疼痛や不快感 （疼痛）	・左側臼歯部周辺の痛み，腫瘍との接触時	・頰粘膜にがん病巣
⑦口腔健康管理の知識 （知識）	・がん治療と口腔機能管理の関連性，がん治療に応じたセルフケアの知識を得る機会がなかった	
⑧口腔健康のための行動 （行動）	・歯間清掃用具未使用 ・ノンアドヒアランス	・PCR 30.8% ・下顎舌側縁上歯石沈着

　プリセプター：周術期口腔機能管理では，がん治療に関わる問題に着目してアセスメントを行います．

　新人：手術前 1 回しか介入できない場合が多いと聞きました．私は，歯科衛生アセスメントで考えたり，記録を書いたりするのにすごく時間がかかるのですが，大丈夫ですか？

　エルダー：初心者のうちは，判断するための知識も経験も不足しているから，時間がかかるのは当然よ．慣れてくると，収集すべき情報が何か迷ったり，繰り返し記録を取ったりしなくても，効果的で効率的にできるようになってくるでしょう．

2）歯科衛生アセスメント（情報の分析・解釈）

JS さんの場合は，周術期口腔機能管理に焦点を当ててアセスメントを行っています（**表 2-4-5**）.

表 2-4-5　情報の解釈・分析

〜〜〜〜〜〜　原因と考えられる事柄
――――――　問題と考えられる事柄

領域		情報の意味（情報の解釈・分析）
①	身体	高脂血症，橋本病の既往があり，コレステロールの産生を抑えるリピトール®，甲状腺ホルモン補充薬チラーヂン® を服用している．歯科治療時の注意として，ヨードの摂取（甲状腺機能低下を喚起）とキシロカイン（橋本病の禁忌）があるが，今回の歯科衛生介入には問題にならないと考えられる．ただし，がん治療に伴う検査などで身体に負担がかかっており，今後がん治療が進むにつれ，身体への影響がある．
②	心理	歯科治療に関して恐怖や不安はないとのことだが，口腔がんの治療やがんの予後に対しては不安を訴えており，連日のがん治療による負担を感じて疲労がみられ，これからも続くがん治療に対しての不安がある．
③	審美	がん治療優先のため，今回は検討しない．
④	硬組織	がん治療のため抜歯予定の歯はあるが，それ以外の歯科衛生上の問題がない．このため，がん治療に関わらない問題については今回は検討しない．
⑤	軟組織	軽度の歯周炎があり，口腔衛生状態も悪くはないが，がん治療による副作用と口腔ケアの関連を知らず，十分なセルフケアができているとはいえない状態であり，化学療法・放射線療法により粘膜障害が生じると，口腔内細菌叢の残存が有害事象を発生，増悪させるリスクが考えられる．JS さんの場合は，その腫瘍部位とがん治療（手術，化学療法，術後放射線療法）から，粘膜炎，口腔乾燥および誤嚥性肺炎の有害事象発生のリスクがあると考えられる．
⑥	疼痛	腫瘍部に触れると痛みを生じる．また，がん治療により，粘膜炎などの疼痛・不快症状が発生するリスクが考えられる．
⑦	知識	軽度歯周炎に罹患し，自己流でセルフケアをしているが，72 歳の女性としては，口腔衛生状態，口腔健康状態は比較的良好に保たれてきた．しかし，口腔がんに罹患し，がんとその治療を受けるにあたっての説明は受けているが，周術期口腔機能管理の説明を受け，同意をしてはじめて，がん治療におけるセルフケアが重要だということを知ったのであり，具体的にどうすればよいかはわかっておらず，対応するための知識がない．
⑧	行動	自覚があるような歯科疾患がなく，口腔衛生が比較的良好な状態で保たれてきたものの，歯間清掃については面倒と感じ行ってこなかった．がん治療を行うにあたり，周術期のセルフケアが重要となり，術前のセルフケアをどこまで高められるかが有害事象を防ぐカギとなる．

> がん治療優先です．時間がないので，がん治療に関わらない情報は選択しません

　　領域③（審美），④（硬組織）を検討しなくてもいいのですか？　初回担当時にはすべての領域を検討して，対象者を全人的に包括的にみるようにと学校で教わったのですが……

　　そうね．でも，今回はがん治療を優先させなくてはならないの．時間がないので，がん治療に関わらない情報は選択しません．

3）歯科衛生診断（歯科衛生上の問題リスト作成）

　がん治療やその有害事象と直接関係のないことは極力省き，問題を明確化しています（**表 2-4-6**）.

表 2-4-6　歯科衛生上の問題リスト

＃	領域	歯科衛生診断文
1	②心理	診断句：がんやがん治療に対する負担や不安 原因句：a．がん治療による精神的・身体的負担 （がん治療による精神的・身体的負担に関連したがんやがん治療に対する負担や不安）
2	⑤軟組織	診断句：口腔有害事象発生リスク（口腔粘膜炎，口腔乾燥） 原因句：b．がん外科療法の術中・術直後本人によるケア不足 　　　　c．PC 不良（歯間部，臼歯部） 　　　　d．放射線療法による粘膜障害 　　　　e．知識不足（がん治療による有害事象，有害事象防止のための口腔衛生管理の必要性，セルフケアの用具・方法） 　　　　f．行動不足（効果的なセルフケア，自己観察）

＃1，2の問題が解決すればその他の問題（領域⑦⑧）は解決します.

　　領域⑤（軟組織）の問題に歯肉の炎症があるので「歯肉炎症反応亢進状態」を診断句にしようとしたのですが，ダメですか？

　　がん治療を完遂するためには，治療時の有害事象を極力緩和することが大切です．よって周術期口腔機能管理は，原疾患の治療が円滑に進むように有害事象が出ない，もしくは軽減するために行うことが大前提です．歯科衛生診断（歯科衛生上の問題）もそれを忘れずに表現します．この場合「口腔有害事象発生リスク（口腔粘膜炎，口腔乾燥）」のほうが，よりこの患者さんのいまの状態を表しています.

　　＃2の問題である領域⑤（軟組織）は，領域⑦（知識），⑧（行動）の問題が原因となっています．＃2を解決すれば，これらの問題は解決します．これを頭の中で考えることができれば，臨床では省略することがあるため，ここでは割愛しています．また，橋本病と疲労しやすさの関連，高脂血症と歯周病の関連なども通常の治療であれば十分に検討するところですが，服薬アドヒアランスがよいことや，がん治療で心身ともに大きな負担を感じていられることから，歯科医師と相談のうえ，ここでは問題にしていません．ただし，歯科衛生過程を学んでいる学生の場合は，学習進捗状況に応じて，すべてを記載したほうが勉強になりますね.

　　＃1，2としてリストを挙げているのは，口腔外科の先生が書いてい

る診療録でみたことがあります.

 そのとおりです. 医歯学で用いられている POS 理論の問題リストの作成方法を用いています. 優先順位の高い歯科衛生診断から＃１, ２…としています. この問題リストと目標は, 歯科衛生業務記録に必ず記載するようにします.

4) 歯科衛生計画立案

　１回のみの計画です. 問題リストと SOAP があれば, 計画内容が読み取れるはずです. つまり, 問題リストと SOAP がしっかり書かれていれば, これは割愛できるということです (**表 2-4-7**).

表 2-4-7 長期目標と短期目標
■：達成　　▨：一部達成　　□：達成せず

#	領域	目標	評価
1	②心理	長期：がんやがん治療に対する負担や不安が軽減する 短期： ａ．気持ちを楽にする方法をみつける ｂ．気持ちを楽にする方法を実行する	□　/ □　/ □　/
2	⑤軟組織	長期：術後の有害事象が最小限に抑えられる 短期： ａ．術前は歯間清掃を１日１回行う ｂ．術前は口腔粘膜の清掃を１日１回行う ｃ．術後は状況に合わせてセルフケアを行う	□　/ □　/ □　/ □　/

　がん治療はすぐに行われるため, 術前の周術期口腔機能管理は, 歯科衛生介入が１回のみになることが多いです.

　周術期口腔機能管理における術前の指導は, ブラッシング指導だけではダメですか?

　周術期口腔機能管理としてのブラッシング指導が歯周病患者に対するものと最も異なる点は, 歯・歯肉だけではなく, 口腔粘膜全体, 特に舌背部の清掃です. 特に VAP 予防などを考える場合は, 舌背部のセルフケアが重要です. 粘膜のケアは化学療法, 放射線治療による口内炎予防にも重要となります. このため, 歯磨きだけではなく, 粘膜ブラシや超軟毛の歯ブラシを用いた粘膜の清掃を指導する必要があります.

　VAP (Ventilator Associated Pneumonia＝人工呼吸器関連肺炎)とは, 気管挿管をはじめとする人工呼吸管理下で起こる肺炎の総称

で，特に気管内挿管が長引くほど発生頻度は上昇します．人工呼吸管理開始 48 時間以降での発症率は 9～24%です．

今回は歯科診療所における周術期口腔機能管理で，術前に関われるのは 1 回のみでした．時間が限られているので，問題リストと目標および介入の記録に必要な情報を記載しています．

介入の記録とは別に計画は書かなくていいのですか？

今回は 1 回のみですので，計画しなくても介入の記録の SOAP に計画と実施が書かれます．

1 日でアセスメントから計画，介入までするなんて，私には無理かも．

この患者さんの場合，歯科衛生士が実際に担当するまで，がんの診断が確定するまでに時間がかかりましたよね．そのときから，歯科衛生士は患者さんの様子を観察するなどして情報収集をしていたし，周術期口腔機能管理を当院で行うことになるだろうと推察できていたから，いろいろ準備をすることができているのよ．

その場その場の対応ではなくて，流れをみながら自分がすべきことを推測して動くのですね．

2. 歯科衛生介入（実施）

　術前の周術期口腔機能管理の場合，術中・術後にがん治療による有害事象が軽減するように，口腔内の健康状態・衛生状態を少しでも良好な状態にし，その状態が維持できるようにします（**表 2-4-8**）．

表 2-4-8　歯科衛生介入（実施記録）─ 6 月 11 日（4 回目）の記録

6/11	#1　がんやがん治療に対する負担や不安
	S：朝から T 大病院へ行き，PET 検査などのために受診してきて疲れた
	O：疲労した様子に加え，何かに怒っているような印象を受けた
	A：がんやがん治療による負担や不安を感じている
	P：傾聴，処置指導についての説明と同意．負担や不安が少しでも軽減するよう，気持ちよさを感じられるようにケアを行う
	帰り際「手術が終わったら，また来られるかしら」

（次頁へつづく）

表 2-4-8　歯科衛生介入（実施記録）─ 6 月 11 日（4 回目）の記録（つづき）

6/11	#2　口腔有害事象発生リスク（口腔粘膜炎，口腔乾燥）
	S：いままで磨き方を習ったことはなく，自己流でやってきた．歯間清掃は面倒．がん治療の前に口のケアをする必要があるとは知らなかった
	O：左側臼歯の抜歯範囲は不明
	A：口腔衛生管理の術中・後の有害事象への影響を知らない．プラークコントロール不足
	P：O-P：EPP（歯周ポケット測定），PCR，口腔内写真撮影
	E-P：TBI（術前セルフケアの重要性および歯間，歯頸部，粘膜の清掃法），圧をかけずにブラシを細かく動かし時間をかける．歯ブラシ（商品名○○），歯間ブラシ（商品名○○，S サイズ），粘膜ブラシ（商品名○○，ソフト）．
	C-P：5＋5 歯肉縁上歯石除去，全顎 PTC（左側にミラーが当たらないよう要注意）．

6─5 回目（10 月 15 日）の来院（予約のみ）

10 月 15 日，患者 JS さんが大学病院でのがん治療を終えて，報告書（診療情報提供書，**図 2-4-6**）を持参して来院されました．以前に比べて表情が明るく，元気そうです．次回 10 月 27 日に予約をとりました．

> 口腔がんは約 3 割が頸部リンパ節に転移します．頸部リンパ節への転移を認める場合や転移が疑われる場合には，頸部のリンパ組織を取り除く手術（頸部郭清術）を行います．この手術ではリンパ節転移を確実に除去するために，リンパ節に隣接する血管，神経，筋肉，脂肪も併せて切除します．
>
> 病診連携や多職種連携の場面では，通常の歯科診療では使われない用語がたくさん出てきます．わからない言葉や知らない言葉は必ず確認して，語彙を増やしておきましょう．

7─6 回目（10 月 27 日）の来院

歯科衛生評価と今後の口腔健康管理について検討するために，JS さんに来院していただきました．

診療情報提供書

○○○歯科　　○○○○先生御侍史

T 大学歯学部附属病院　　△△▽▽

患者氏名　JS　　生年月日　1946 年 3 月 5 日 72 歳女性

傷病名　左側臼後癌

既往歴，症状，治療経過および検査結果

平素よりたいへんお世話になっております．上記診断にて

6 月 18 日　手術目的に当科入院

6 月 22 日　Ope：1 st（1 回目）．RND（頸部郭清術*），腫瘍切除，前腕皮弁移植，分層植皮

　病理組織学的診断は，原発巣は M/D * SCC * で，断端陰性，頸部リンパ節転移を上内頸静脈リンパ節に 1 個（ECS *（＋））を認めました．

6 月 25 日　乳び胸*を認め医学部附属病院呼吸器外科で胸腔ドレインおよび IVH *を留置

7 月 10 日　胸腔ドレイン抜去

7 月 16 日　IVH を抜去

7 月 22 日　頸部に対し S-1*併用術後放射線治療を開始（Σ50Gy *　8 月 25 日まで）

9 月 11 日　軽快退院．今後も当科外来にて経過を追っていく所存です．

　以上取り急ぎご報告申し上げます．ご紹介ありがとうございました．

図 2-4-6　診療情報提供書

がんは遺伝子が突然変異して組織が再生されなくなった状態．がんは大きく分けて 3 つあり，①上皮細胞にできる癌，②非上皮細胞からなる肉腫，③造血器にできるもの（白血病，悪性リンパ腫など）がある．

*頸部郭清術（radical neck dissection：RND）：頭頸部癌を主とした頸部リンパ節転移を制御する手術．頸部筋間の脂肪組織に存在する転移リンパ節を，その連続性を保持して一塊に切除する．

* M/D（moderately differentiated）：中分化．分化度の程度は，がん細胞がどのくらい元の正常な細胞の特徴を残しているかを示す．分化度が低いほど悪性度が高い．ほかに W/D（well differentiated，高分化）P/D（poorly differentiated，低分化）がある．

* SCC（squamous cell carcinoma）：扁平上皮がん

* ECS（extracapsular spread）：被膜外湿潤

*乳び胸：胸腔に存在するリンパ管（胸管）から乳びが漏れ，胸腔内に溜まった状態のこと．「乳び」とは脂肪や脂肪酸が乳化し，リンパに混ざった乳白色の体液のこと．乳び胸の症状として食欲がなくなる，息切れ，咳，呼吸困難などが挙げられる．

* IVH（intravenous hyperalimentation）：中心静脈栄養．手術後や消化器疾患のため経口摂取できない患者に対して施される処置のこと．主に鎖骨下の大静脈にカテーテルを挿入して高カロリー輸液で栄養補給を行う．

* S-1：経口抗がん剤．テガフール・ギメラシル・オテラシルカリウム（Tegafur/Gimeracil/Oteracil），略称TS-1 だが，開発当時の名称 S-1 とよぶことがある．胃がん，結腸・直腸がん，頭頸部がん，非小細胞肺がん，手術不能または再発乳がん，膵がん，胆道がんに効能を有するフッ化ピリミジン系の抗悪性腫瘍薬．

* Gy（グレイ）：放射線が物質に当たったときに，どのくらいのエネルギーが吸収されたかを示す単位．

* Σ（シグマ）：総和記号．すべてを総じて加えることを示す．

1）歯科衛生評価

　周術期口腔機能管理では，がん治療などの原疾患の治療が最優先されます．命の危険と関連する場合が多く，重要度・緊急度ともに高いからです．このためがん治療に関する問題に着目してアセスメントを行い，口腔衛生管理および口腔機能管理を短時間で最も効果的・効率的に行えたか，有害事象が起こらず原疾患の治療を完遂できたかが評価基準となることが多いでしょう．本事例のようにがん治療が一段落して，歯科受診を継続して行える状態で評価ができるようになったら，かかりつけ歯科医院としてその患者へどう関わっていくかを考えながら，歯科衛生アセスメントも同時に行っていきます（**図2-4-7，表2-4-9**）．

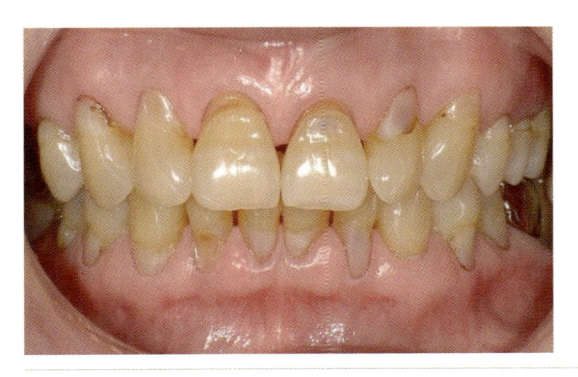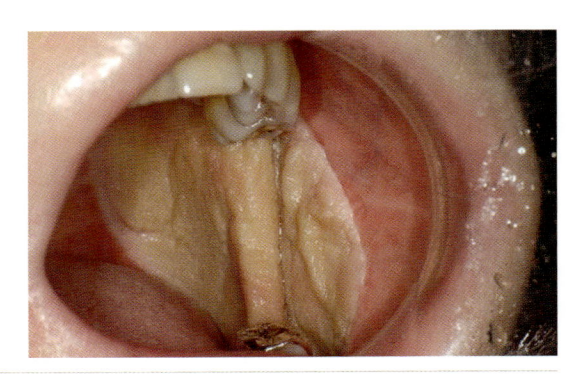

図2-4-7　口腔内写真（術後）
術後の施術部位の状態，現在歯の状態，プラークリテンションファクター，歯・粘膜の形態，口腔衛生状態，プラーク付着の状態，口腔乾燥状態，歯肉炎症の状態，開口度などを観察する．

表2-4-9　歯科衛生介入（実施記録）— 10月27日（6回目）の記録

10/27	＃1　がんやがん治療に対する負担や不安
	S：手術前はすごく不安だったけど，あなたや入院先のスタッフの人たちがみな丁寧に対応してくれて，次に何をするかを説明してくれたから乗り越えられた．手術が終わってほっとしたけど，再発するんじゃないか心配
	O：（診療情報提供書（**図2-4-6**）参照）
	A：不安や負担はあったが，がん治療を終えて安堵している．患者の言葉や治療から，＃1の問題は，評価指標と評価時の状況が一致したため目標達成し，関わりも適切だったと考えられた（**歯科衛生評価**）．しかし再発への心配という新たな不安を抱えている
	P：大学病院とも連携をとりながら，かかりつけ歯科医として，継続的に管理していくことになったため，不安に寄り添うよう引き続き丁寧に対応していく

（次頁へつづく）

表 2-4-9　歯科衛生介入（実施記録）― 10 月 27 日（6 回目）の記録（つづき）

10/27	#2　口腔有害事象発生リスク（口腔粘膜炎, 口腔乾燥）
	S：1 カ月半前に退院した. ここで習ったことを頑張ってやっていたら入院中, 看護師から褒められたわ. 治療の後はとても大変だったけど, 口の中はすごくつらいことはなかった. あなたのおかげね. ありがとう. 食べたり飲んだりも不自由はない, 少し口が乾燥している感じがする
	O：移植の後はあるが, 形態は保持されている. 唾液分泌低下はあるものの, がん治療の完遂を妨げるような有害事象は認められなかった. 歯科医師から歯周治療を継続して担当するよう指示
	A：有害事象は発生せず, 看護師から評価されるほど PC 良好となった. #2 の問題については評価指標と評価時の状況が一致したため目標達成と判定. 歯科衛生士の関わりも良好だった（**歯科衛生評価**）. 限られた時間での適切な介入ができたと考えられた.
	P：次回より改めてアセスメント実施

JS さんががん治療を終えて, 再来院されたのですが, 問題をまた見直すのですか？

そうよ. がん治療を終えられた対象者の心身状態は変化しているからね. 有害事象を防ぐために行った歯科衛生介入の評価をすると同時に問題の変化や新たな問題がないかを確認し, 何かあればまた新たな歯科衛生過程が始まります. この症例では, かかりつけ歯科医院として, 術前の周術期口腔機能管理を担当しました. かかりつけ歯科医院に勤務する歯科衛生士としては, 対象者の健康支援を歯科医師とともに生涯にわたり行っていくことが大切になりますね.

口腔がんの場合は, 治療後に口腔機能の低下が生じやすいため, 口腔衛生管理とともに口腔機能管理が必要になります. この対象者にも口腔乾燥が認められました. 少しでも改善するように歯科衛生士として関わりたいですね.

はい, 頑張ります！

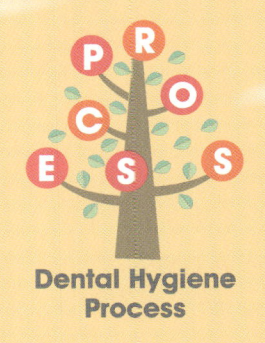

3章

健康教育における
歯科衛生過程の応用

　これまで見てきた事例とは異なり，ここで取り上げる集団を対象にした健康教育では，個人用の枠組みを用いることに無理があります．

　集団を対象にした場合は，プリシード・プロシードモデルを枠組みに用いたり，健康日本21の歯科保健目標や歯科疾患実態調査を参照して，対象となる集団の課題やニーズを依頼者とともに抽出して問題解決にあたります．

　集団対象であっても，歯科衛生アセスメントを行い，歯科衛生士として関わるべき問題・課題を抽出して，問題解決のための歯科衛生介入を行い，介入した結果を評価するという歯科衛生過程のプロセスに変わりはありません．

事例 4 保育所での健康教育

1—事例紹介

　A保育園の5歳児10名（男児2名，女児8名）に行った健康教育の事例です．嘱託歯科医と歯科衛生士，保育所の職員がプリシード・プロシードモデルを活用して（**図3-1**），健康問題の解決に取り組んでいます（p.8参照）．

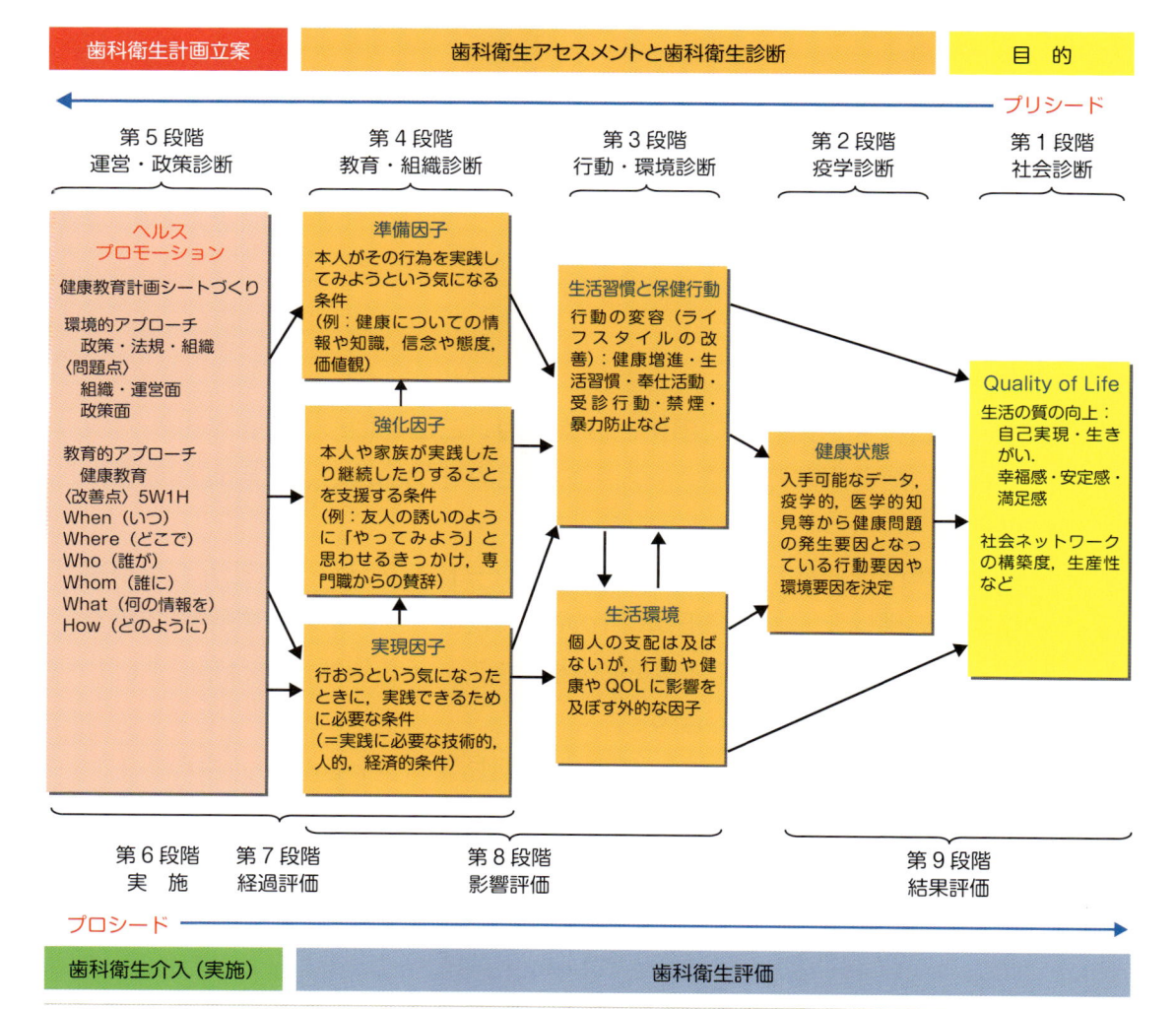

図3-1　プリシード・プロシードモデルと歯科衛生過程の関連
（神馬征峰ほか訳：ヘルスプロモーション—PRECEDE-PROCEED モデルによる活動の展開．医学書院，1997，47．を一部改変）

2—歯科健康診査およびカリエスリスク検査結果

歯科健康診査とカリエスリスク検査の結果です（**表 3-1**）．

表 3-1　A 保育園児の歯科健康診査・カリエスリスク検査結果

番号	園児	処置歯	未処置歯	唾液分泌速度 mL/分	RD テスト®	OHI-DI（プラーク）	備　考
1	A	4	0	0 測定不能	H	1.3	B̄Ā 癒合歯
2	B	0	0	欠席			
3	C	0	2	Nomal（1.6）	H	0.7	弱視の疑い，ハウスダストアレルギー
4	D	1	1	Very low（0.6）	H	0.7	
5	E	4	0	欠席			B̄ 先天性欠損
6	F	2	0	0 測定不能	H	1.2	BĀ|Ā 着色あり
7	G	0	0	欠席			
8	H	0	0	Nomal（1.3）	H	1.3	
9	I	0	1	Very low（0.4）	H	0.5	
10	J	1	3	Nomal（1.0）	M	0.8	
むし歯（う歯）の者の割合　計 70%　（処置完了者 30%，未処置歯のある者 40%）							

※OHI は DI（プラーク）と CI（歯石）の両者を合算する指標だが，ここでは DI のみを使用する．

3—プリシード

1. 第 1 段階：QOL の決定

A 保育園児の健康問題を解決するために，歯科医師，歯科衛生士と A 保育園の園長および担任を交えて検討会が実施されました．

1）歯科医師
①歯科健康診査の結果について（**表 3-1**）
- ・園児のう蝕有病率が高い
- ・未処置歯が多い
- ・上下顎第二乳臼歯のう蝕が多い
- ・唾液分泌速度測定と RD テスト®の結果によると，カリエスリスク

が高い状態である

②乳歯から永久歯への交換時期に入っている

2）歯科衛生士

①OHI-DI（口腔衛生状態）の結果から，全般的に歯の清掃状態はよいが，乳臼歯の清掃は苦手である

②園児は歯科保健指導への関心が高い

3）担　任

①一部の園児に気になる行動がある

　　・昼食後の歯磨き時間が短い

　　・朝食をとらずに登園する

　　・食事にかける時間が長い

　　・食事にかける時間が短い

②保護者が忙しく「歯の治療になかなか連れて行ってもらえない」と園児が発言

4）園　長

①生活背景として，園児の保護者の就労率が高い

②同居する祖父母も育児に参加している家族が多い

③保護者会で教育講演の機会があるが，歯の健康に関するテーマはこれまでなかった

④A 保育園では保育目標に「丈夫な身体　元気な子」が明示されており，園児のすこやかな成長のためによく噛める歯でいてほしい

　それぞれの参加者から園児の健康問題に関連した情報が報告され，これから始める健康教育のゴールとなる QOL が決定しました．

> **QOL：むし歯のない丈夫な歯でよく食べ，元気に育つ**

2. 第 2 段階：健康状態の検討（歯科衛生アセスメント，歯科衛生診断）

　この段階では，参加者から得られた情報を全員で検討しながら，健康状態を具体的に挙げ，健康問題の発生要因となっている行動要因や環境要因を決定していきます（**表 3-2**）．

表 3-2　QOL に影響を与える健康状態に関連する情報の解釈・分析と健康問題となる要因

情　報	分析・解釈	健康問題	要因
・う蝕有病率 70% 〔処置完了者 30% 　未処置歯のある者 40%〕 ・未処置歯が多い ・上下顎第二乳臼歯のう蝕 　罹患が多い 　（10 人中 5 人）	・「学校保健統計調査－平成 28 年度」によると，幼稚園（5 歳時）35.64% であるが，A 保育園では 70% であり，う蝕有病率が高い ・未処置歯の放置はう蝕の進行につながり，乳臼歯のう蝕は歯冠の崩壊，痛みにより食物を十分咀嚼できなくなる可能性があるので，早急に歯科治療を受ける必要がある	①う蝕有病率が高い ②未処置歯が多い ③臼歯部に未処置歯が多く，よく噛むことができなくなるリスクが高い	行動
・保護者が未処置歯を放置している	・保護者が仕事で忙しいために歯科受診の時間確保が困難であることが理由に挙げられている	④保護者が忙しく歯科受診の機会が得られない	環境
	・保育園で毎年行われる保護者会の講演で歯の健康がテーマになったことはない．未処置歯が園児の発育に与える悪影響の知識を得る機会が不足している	⑤保護者と園児の歯の健康に対する教育の機会不足がある	行動
・永久歯の萌出が始まっている園児が 5 人いた ・園児から「歯が抜けた」「大人の歯が生えてきた」「まだ生えていない」などの発言があった	・園児らはヘルマンⅡC 期（乳歯列期から第一大臼歯，切歯萌出開始時期）であり，自らの発育成長を自覚できる ・歯の萌出に大きな関心を示している．来年の春には小学校 1 年生になるという社会変化を控え，萌出した永久歯を生涯大切にするモチベーションを高めるのに適した時期である	⑥う蝕発病のリスクが高まる永久歯の萌出時期である	環境
・唾液分泌速度測定者 7 人のうち，3 人が 1 mL/分であったが，0.7 mL/分未満が 2 人いた ・測定不能 2 人	・初めての唾液分泌速度測定で慣れていないことも原因と考えられるが，分泌速度が遅い園児も 2 人いた．唾液は歯の表面を守り，自浄作用，緩衝作用を高める，細菌の発育や代謝を阻害するなど多くの利点がある．分泌速度の低下は，う蝕発生のリスクを高めるので，分泌速度を上げる必要がある	⑦唾液分泌速度が遅いため，カリエスリスクが高い状態である	行動
・RD テスト® は，測定できた 7 人のうち 6 人が High，1 名　が Middle であった	・RD テスト® の結果，カリエスリスクが高い状態であるといえる．口腔の清掃だけではなく，口腔機能や食物の摂取状況が影響していることも考える必要がある	⑧唾液中の細菌数が多く，カリエスリスクが高い状態である	行動
・OHI-DI は 0.5〜1.3 で，平均は 0.93 だった ・プラーク付着部位は，下顎乳臼歯の舌側面が多かった	・今回の OHI はプラークのみの測定値であるので，最低値 0〜最大値 6 だが，平均 0.9 と歯の清掃状態には問題はないといえる．しかし，プラークの付着がスコア 2〜3 の部位は，乳臼歯舌側に多い．乳臼歯のう蝕発病者が多い ・今後ますます乳歯の脱落，永久歯の萌出による口腔内の形態の変化があること，未処置歯があることから，さらに清掃技術を高める必要がある	⑨臼歯部の清掃技術が未熟である	行動
・朝食をとらずに登園する園児がいる	・両親が出勤前の準備で忙しいことや，生活リズムの乱れが原因と考えられる	⑩生活リズムが定着していない	行動
・食事にかける時間が長い ・食事にかける時間が短い	・う蝕だけではなく，咀嚼のための口腔機能が十分でないことや好き嫌いの有無などが原因であると考える	⑪咀嚼機能が不十分である	行動

3. 第3段階：生活習慣と保健行動および生活環境の目標選定
（歯科衛生アセスメント，歯科衛生診断）

　第2段階で抽出された行動要因と環境要因のそれぞれの因子に対する目標を選定します（**表3-3**）．目標の選定は，生活習慣と保健行動が行動変容することでQOLの達成につながっていくことを予測しながら考えます．

表 3-3　園児の生活習慣と保健行動および生活環境の目標選定

要因	因　子	行動目標および環境目標
行動要因	①う蝕有病率が高い	秋の歯科健康診査でう蝕の発病なし
	②未処置歯が多い	秋の歯科健康診査で未処置歯のある者なし
	③臼歯部に未処置歯が多く，よく噛むことができなくなるリスクが高い	う蝕の治療が終了している
	⑤保護者と園児の歯の健康に対する教育の機会不足がある	園児の保護者が保護者会の講演で口腔の健康教育を受ける
	⑦唾液分泌速度が遅いため，カリエスリスクが高い状態である	唾液分泌速度が 1 mL/分以上となる
	⑧唾液中の細菌数が多く，カリエスリスクが高い状態である	RD テスト® が全員 Middle 以上になる
	⑨臼歯部の清掃技術が未熟である	OHI-DI 0.95 より低い数値が出る歯磨きとなる
	⑩生活リズムが定着していない	朝食をとって登園する
	⑪咀嚼機能が不十分である	よく噛んで食事ができる
環境要因	④保護者が忙しく歯科受診の機会が得られない	歯科受診ができる
	⑥う蝕発病のリスクが高まる永久歯の萌出時期である	複雑な口腔内の歯の萌出状態を知る

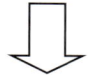

健康問題を解決したら，健康状態が改善できる

QOL「むし歯のない丈夫な歯でよく食べ，元気に育つ！」が達成！

4. 第4段階：教育・組織診断（歯科衛生アセスメント，歯科衛生診断）

第3段階で選択された行動要因の因子①②③⑤⑦⑧⑨⑩⑪と，環境要因の因子④⑥をさらに準備因子，強化因子，実現因子3つの因子の観点から検討します（**表3-4**）.

表 3-4　A 保育園における行動要因・環境要因に影響を及ぼす3つの因子

	本人（園児・保護者）	歯科医師・歯科衛生士・保育園
準備因子	・園児たちのう蝕有病率が高いことを知る ・むし歯の放置は園児の健康状態の悪化や心身の発育に悪影響があることを知る ・園児の口の中の状態を本人と保護者が知る ・よく噛むために奥歯が大切なことを知る ・唾液の大切さを知る ・生活習慣は健康に影響があることを知る	
強化因子	・昼食後の歯磨きが目標を見ながらできたらほめられる ・カリエスフリーであることに自信をもつ ・かかりつけの歯科医院でフッ化物歯面塗布を受けていることはよいことだと確信する ・家族で定期的に歯科健診を受けていることはよいことだと確信する ・就寝前の仕上げ磨きを保護者がしていることをほめられる	**保育園** ・昼食後の歯磨きを支援する **歯科医師・歯科衛生士** ・定期的な歯科受診時に実施されるフッ化物歯面塗布やフッ化物洗口指導はむし歯予防に効果があることを助言する ・フッ化物配合歯磨剤の効果的な使用についての知識を与える ・仕上げ磨きの必要性を説明する
実現因子	・保護者会講演に保護者（祖父母も含む）が参加する ・保育園で健康教育を受ける ・効果的な口腔清掃法が学べる ・保護者が園児のむし歯治療に歯科を受診する	**保育園** ・テーマが「歯の健康」についての保護者会講演を行う **歯科医師・歯科衛生士** ・健康教育を5回開催する ・口腔清掃指導を行う

話し合いのなかで得られた情報やアイディアを共有しながら，ゴールに向かってどうすれば問題が解決していくかを考えていきます. アイディアを付箋に書き込んでおくのも効果があります.

5. 第5段階：運営・政策診断（歯科衛生計画立案）

第5段階は，"行動計画を立てて実施に向けて動きだす段階" です. 健康教育がスムーズに進むように，A保育園での介入の方法を調整します. 検討会の参加者に協力をお願いするために「5W1H」で「健康教育計画シート」を作成すると，ヘルスプローションを担うそれぞれの役割を確認

しながら，ゴールへの方向性が明確化されます（**表3-5**）．そして，健康教育を展開するうえで必要な予算や人材などの資源を把握することもできます．

　この段階はプリシードの最終段階であり，介入が開始されると同時にプ

表3-5　A保育園の健康教育計画シート

What （何を）	因子名	When （いつ）	Where どこで）	Who （誰が）	Whom （誰に）	How （どのように）
園児たちのう蝕有病率が高いことを知る	準備	5月23日 7月10日	教室 ホール	歯科医師	保護者	保護者会 むし歯予防テーマ講演
むし歯の放置は園児の健康状態の悪化や心身の発育に悪影響があることを知る	準備	7月10日	ホール	歯科医師	保護者	保護者会 むし歯予防テーマ講演
園児の口の中の状態を本人と保護者が知る	準備	7月10日 7月24日 10月24日	保育園 教室	園長 歯科衛生士 歯科医師	保護者 園児	歯科健診・カリエスリスク検査結果表の配布 各園児の歯の石膏模型
よく噛むために奥歯が大切なことを知る	準備	10月5日	教室	歯科衛生士	園児	健康教育
唾液の大切さを知る	準備	10月5日	教室	歯科衛生士	園児	健康教育
生活習慣は健康に影響があることを知る	準備	10月5日	教室	歯科衛生士	園児	健康教育
昼食後の歯磨きが目標を見ながらできたらほめられる	強化	7月24日	手洗い場	担任	園児	昼食後の歯磨き観察 各園児の歯磨き目標
カリエスフリーであることに自信をもつ	強化	7月10日	ホール	歯科医師	保護者	保護者会講演 （むし歯予防）
かかりつけの歯科医院でフッ化物歯面塗布を受けたり家族で定期的に歯科健診を受けていることはよいことだと確信する	強化	7月10日 7月24日	ホール 教室	歯科医師 歯科衛生士	保護者 園児	保護者会講演 （むし歯予防）
就寝前の仕上げ磨きを保護者がしていることをほめられる	強化	7月10日 7月24日	ホール 教室	歯科医師 歯科衛生士	保護者 園児	保護者会講演 （むし歯予防）
保護者会講演に保護者（祖父母も含む）が参加する	実現	7月10日	ホール	歯科医師 歯科衛生士	保護者	保護者会講演 （むし歯予防）
保育園で健康教育を受ける効果的な口腔清掃法が学べる	実現	5月23日 7月24日 10月5日 10月24日	教室	歯科衛生士	園児	健康教育
保護者が園児のむし歯治療に歯科を受診する	実現	7月10日 7月24日	ホール 教室	歯科医師 歯科衛生士	保護者 園児	保護者会講演 （むし歯予防） 健康教育

ロシードの最初の段階となります.

次に，書き込まれた健康教育計画シートから，健康教育の実施概要および展開するうえで必要な予算や人材などについてまとめます.

1）目　的

A 保育園 5 歳児がむし歯のない丈夫な歯でよく食べ元気に育つよう，保育園の園長，担任，歯科医師，歯科衛生士，保護者が支援する.

2）取り組むテーマ

園児が歯の健康に関心をもち，むし歯のない丈夫な歯をもつことができる.

3）体　制

①対象者：A 保育園 5 歳児 10 名
②支援者と役割（**表 3-6**）
③必要予算

　RD テスト®（200 円×10 人＝2,000 円），石膏模型製作（歯科医師寄付），模型収納ケース（108 円×10 個＝1,080 円，歯科医師寄付）

表 3-6　健康教育計画に関わる構成員と役割

構成員	人数	役割
園長	1	健康教育実施の決定，保護者への連絡
5 歳児担任 他の職員	3	昼食後の歯磨き支援，観察
歯科医師	1	歯科健康診査，石膏模型製作，健康教育計画の指示，評価
歯科衛生士	2	健康教育計画立案，実施，評価

4）実施期間および概要

5 月 23 日，7 月 10 日，24 日，10 月 5 日，24 日の計 5 回.秋の歯科健康診査までに口腔内の環境を変えるためには，保護者会講演を含め，必要な回数と思われたためです.

最終日に歯科健康診査とカリエスリスク検査結果を評価の 1 つとして実施することになりました.

5）健康教育計画立案

歯科医師と歯科衛生士は，健康教育および保護者会講演計画案を提出

し，A保育園の園長，職員と相談，確認しながら計画表を決定しました（**表3-7**）．

表3-7 介入と保護者会講演の概要

回	月日	指導概要
1	5月23日	①むし歯危険度チェックの結果発表 ②お口の様子を学ぶ教材づくり（歯の型をとり石膏模型を作る） ③歯磨き練習 ④仕上げ磨きできれいなお口の体験
2	7月10日 （保護者会講演）	演題「こどもの歯を守るポイント」 ①5歳児は乳歯から永久歯に生えかわる時期がスタート ②5歳児の口腔の状態 ③萌出途中のう蝕発病の危険性 ④フッ化物配合歯磨剤の効果と上手な使い方（ホームケア） ⑤清掃方法と仕上げ磨きの必要 ⑥定期的歯科受診でのフッ化物歯面塗布やフッ化物洗口のすすめ（プロフェッショナルケア）
3	7月24日	①歯磨き評価（OHI-DI） ②前回作った模型を見ながら，自分の口の中の状態を理解する ③模型上で歯磨き練習 ④仕上げ磨きできれいなお口の体験 ⑤10月24日までにがんばることを考え，目標を立てる
4	10月5日	①歯磨き評価（OHI-DI） ②がんばったことの発表 ③歯磨き練習 ④唾液をたくさん出す口の運動 ⑤甘い食べものの上手な食べ方
5	10月24日	①歯科健康診査 ②むし歯危険度チェック（RDテスト®，唾液分泌速度，OHI-DI） ③がんばったことの発表 ④歯磨き練習 ⑤全体のまとめ 後日検査の結果をまとめて石膏模型とともに保護者へ文書で報告する

※ 毎回10：30〜11：30（約1時間）

4—プロシード

ここからは折り返しで，策定された計画を実施し，評価する過程となります．健康教育や保護者会講演，保育園での日常的な健康支援を行い，「QOL：むし歯のない丈夫な歯でよく食べ，元気に育つ」のゴールを目指します．歯科衛生士は健康教育を担当します．これまでのアセスメントに基づき，歯科衛生過程を展開していきます．

1. 第6段階：実施（歯科衛生介入）

1）第1回目：5月23日　実施者（歯科医師・歯科衛生士）（表3-8）

表3-8　介入（第1回）

健康教育の目標	準備因子	園児たちのう蝕有病率が高いことを知る
	実現因子	効果的な口腔清掃法が学べる
指導の概要		①むし歯危険度チェックの結果発表 ②お口の様子を学ぶ教材づくり（歯の型をとり石膏模型を作る） ③歯磨き練習 ④仕上げ磨きできれいなお口の体験
実施記録		むし歯危険度チェック結果を表した色や数字は園児にも理解しやすく，自分はむし歯危険度が高いことを知り驚いていた 見本の石膏模型には強い関心を示し，印象採得には協力的であった．模型の観察後は自らの口腔と見比べる行動が見られた．鏡での観察時に萌出途中の永久歯があることを教えてくれた 臼歯部のプラーク除去が不十分であることを伝え，臼歯部は術者磨きで仕上げを行い，爽快感を体験させた
報告事項		印象採得したトレーは歯科診療所に持ち帰り，石膏模型製作後，3回目の健康教育で使用する 昼食後，担任に臼歯部も丁寧に磨くことを声掛けしてほしいことを伝える

2）第2回目：7月10日（保護者会講演）　実施者（歯科医師・歯科衛生士）（表3-9，図3-2）

表3-9　介入（第2回）

健康教育の目標	準備因子	園児たちのう蝕有病率が高いことを知る むし歯の放置は園児の健康状態の悪化や心身の発育に悪影響があることを知る 園児の口の中の状態を本人と保護者が知っている
	強化因子	カリエスフリーであることに自信をもつ かかりつけの歯科医院でフッ化物歯面塗布を受けていることはよいことだと確信する 家族で定期的に歯科健診を受けていることはよいことだと確信する 就寝前の仕上げ磨きを保護者がしていることをほめられる
	実現因子	保護者会講演に保護者（祖父母も含む）が参加する 保護者が園児のむし歯治療に歯科を受診する
指導の概要		演題「こどもの歯を守るポイント」 ①5歳児は乳歯から永久歯に生えかわる時期がスタート ②5歳児の口腔の状態 ③萌出途中のう蝕発病の危険性 ④フッ化物配合歯磨剤の効果と上手な使い方（ホームケア） ⑤清掃方法と仕上げ磨きの必要性 ⑥定期的歯科受診でのフッ化物歯面塗布やフッ化物洗口のすすめ（プロフェッショナルケア）

（次頁へつづく）

表3-9　介入（第2回）（つづき）

実施記録	保護者は唾液が口腔内の環境を整えるために大切であることを知らなかった．乳歯は生えかわるので，治さなくてもよいと考える保護者もいた 参加者は全保護者の9割であった．うち祖母は1名．かかりつけの歯科医院でフッ化物歯面塗布を受けていると挙手したのは5名で，就寝前の仕上げ磨きはほぼ全員が行っていると答えた．フッ化物配合歯磨剤はほとんどの家庭で使用されていた 歯の健診結果の知らせはあるが，むし歯危険度を測定されたことはなく，これまでのむし歯予防の知識は十分ではなかったことがわかった．フッ化物配合歯磨剤の効果的な使用法，特にうがいの量の少なさに不安を感じている保護者もいた フッ化物配合歯磨剤の試供品とリーフレットを配布し，家庭でのセルフケアが良好になるよう正しい使用量および使用法を説明した．家族ぐるみで定期的歯科受診をすることを勧めた．カリエスフリーの園児が3人いることを伝え，口腔衛生管理がよくできていることをほめた
報告事項	園長，担任，保護者がそろい，一緒に学習した

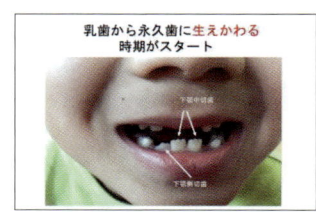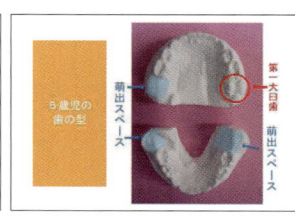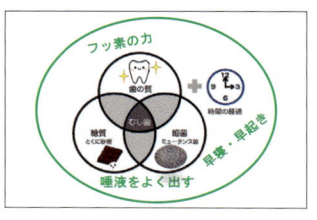

図3-2　保護者会講演で使用したスライドの一部

3）第3回目：7月24日　実施者（歯科医師・歯科衛生士）（表3-10，11，図3-3，4）

表3-10　介入（第3回）

健康教育の目標	準備因子	園児の口の中の状態を本人と保護者が知る
	強化因子	昼食後の歯磨きが目標をみながらできたらほめられる
	実現因子	効果的な口腔清掃法が学べる
指導の概要		①歯磨き評価（OHI-DI） ②前回作った模型を見ながら，自分の口の中の状態を理解する ③模型上で歯磨き練習 ④仕上げ磨きできれいなお口の体験 ⑤10月24日までにがんばることを考え，目標を立てる
実施記録		石膏模型を配布すると嬉しそうに眺めたり触ったりした．OHI-DI平均0.78（前回0.93）．少し向上している 「歯がでこぼこして生えている」と園児が想像以上に口の中は複雑であることを理解した．歯ブラシを模型に当てることで，適切なブラッシング操作につながることを期待する 仕上げ磨きで爽快感や歯ブラシの毛先が当たる感覚を体験させた
報告事項		担任から，昼食後の歯磨き時間が長くなってきたと報告があった 歯磨き目標は洗面台の横に貼り出すようにお願いした

表 3-11　園児が自分で立てた "10月24日までにがんばる歯磨き目標"（10月24日最終日の記入済例）

◎：よくできている，　◯：できている，　△：ややできていない，　✕：できていない

園児	目標	10/5	10/24	園児	目標	10/5	10/24
1	次もピカピカにする	◎	◎	6	全部の歯をピカピカにする	◎	◯
2	下の歯をピカピカにする	△	◯	7	上の歯を頑張って磨く	◯	◎
3	上の歯をピカピカにする	◎	◎	8	下の歯をきれいに磨く	◎	◎
4	下の前歯の裏側をきれいにする	◎	◎	9	歯と歯の間を歯ブラシを縦にして磨く	◯	◯
5	下の前歯を歯ブラシを縦・横にしてピカピカにする	◯	△	10	上の前歯の歯と歯の間を歯ブラシを縦にしてピカピカに磨く	◯	△

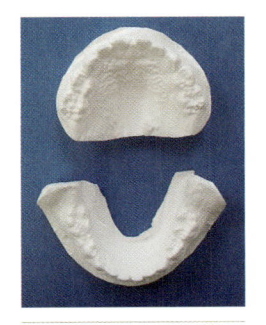

図 3-3　石膏模型

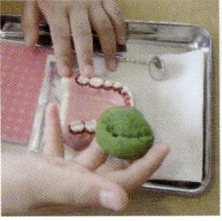 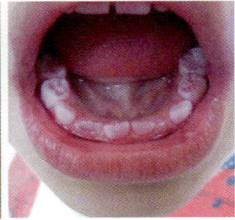

図 3-4　模型と鏡で見た口腔内の状態を発表

4）第4回目：10月5日　実施者（歯科医師・歯科衛生士）（表 3-12）

表 3-12　介入（第4回）

健康教育の目標	準備因子	よく噛むために奥歯が大切なことを知る 唾液の大切さを知る 生活習慣は健康に影響があることを知る
	実現因子	効果的な口腔清掃法が学べる
指導の概要		①歯磨き評価（OHI-DI） ②がんばったことの発表 ③歯磨き練習 ④唾液をたくさん出す口の運動 ⑤甘い食べものの上手な食べ方
実施記録		唾液の役割の知識が乏しい．口腔を大きく動かすことは上手ではない OHI-DI 平均 0.95（前回 0.78） OHI-DI 平均値は前回よりやや高くなってしまった．歯磨きだけではなく，唾液の出る量を増やすと自浄作用の効果も期待できるようになることを説明した がんばる歯磨き目標の中間結果をそれぞれ発表した．口の体操を指導した
報告事項		もともと OHI-DI 値は高くないが，前回より少し上がってしまった．口腔周囲の動きが小さい園児がいたことを報告した

5) 第5回目：10月24日　実施者（歯科医師・歯科衛生士）（表3-13，図3-5〜8）

表3-13　介入（第5回）

健康教育の目標	実現因子	効果的な口腔清掃法が学べる
指導の概要		①歯科健康診査 ②むし歯危険度チェック（RDテスト®，唾液分泌速度，OHI-DI） ③がんばったことの発表 ④歯磨き練習 ⑤全体のまとめ
実施記録		OHI-DI 平均0.3（前回0.95），RDテスト®：middle以上が9人（前回1人）．1分間の平均唾液分泌速度0.97 mL（前回0.7 mL）． 口腔内の自浄作用を高める環境は整ってきつつあり，園児の口腔内がさらっとした状態になってきた．歯の治療に行ったとの報告があった がんばる歯磨き目標の結果をそれぞれ発表し，クラスのみんなで達成感を共有した
報告事項		園長と担任にむし歯危険度チェックの結果から改善がみられたことを報告 保護者へ健康教育の経過についての報告書を作成するので，完成後配布をお願いする 製作した石膏模型を木箱に入れて，保育園から渡してほしいと依頼した

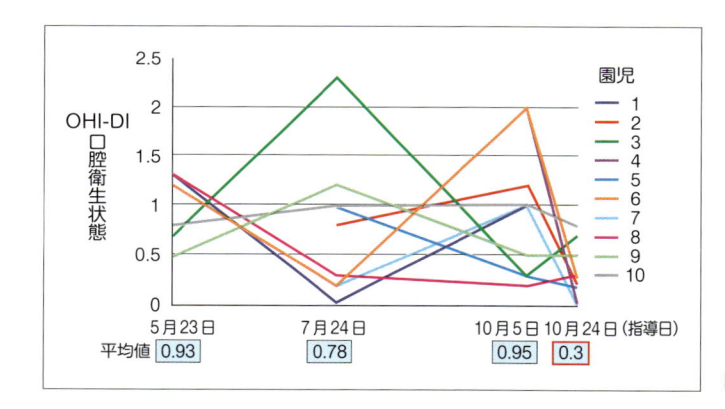

図 3-5　口腔衛生状態の変化

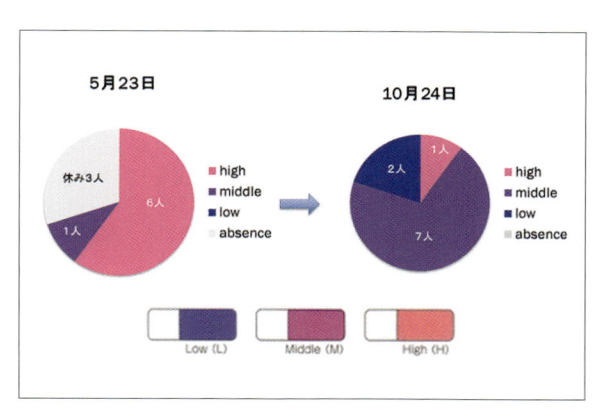

図 3-6　う蝕に関わる微生物因子評価の比較

84

A保育園

　　　　　　　　　ちゃん

保護者の方へ

　　　　　　　　　　　　　　　サボテン歯科
　　　　　　　　　　　　　　　院　長　針山　刺太郎
　　　　　　　　　　　　　　歯科衛生士　鳴門わかめ

　　　　　　　5月から10月に行った歯磨き指導について

　平成○年5月23日、7月24日、10月5日、24日の合計4回『歯磨き指導』を行いました。指導時
には、お口の健康に関連する簡単な検査を行いましたので、その結果をお知らせします。
　また、5月には、7月の歯磨き指導で自分の口にあった歯の清掃法を考えるためにお子様の歯の型を
とり、石こう模型を作成しましたので、記念にお納めください。
　歯磨きは自分でできるお口の病気予防の一つです。A保育園を卒園され、小学生になっても、今回の
『歯磨き指導』を思い出し、お口の健康管理が続きますようお祈りいたします。

1．検査及び結果

検　査	評　価	5月23日	7月24日	10月5日	10月24日
1．歯の汚れ	多い6＞＞＞＞＞0少ない ※少ないほど良い				
2．唾液量	1ml以上あるとよい （少ないとむし歯のリスクが 高くなる）				
3．唾液中の 細菌活動能力	高い H＞＞M＞＞L 低い 唾液中の細菌活動能力 （高いとむし歯になりやす い、むし歯をそのまま放置す ると高くなる）				

2．7月24日に考えた『10月までにがんばる歯磨き目標』と達成評価

	10月5日	10月24日
目標：		

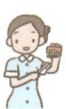
これから、乳歯から永久歯に生えかわる大切な時期で
す。よく噛み、味わえるお口の環境を整えるためにも
フッ素塗布や定期的な歯科受診をお勧めします。

図3-7　保護者へのお知らせ

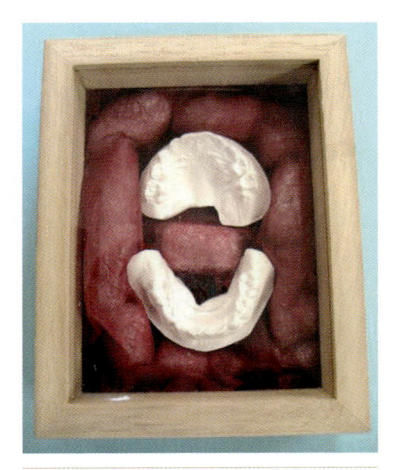

**図3-8　保護者に配布した園児の
歯の石膏模型**

2. 第7段階：経過評価（歯科衛生介入，歯科衛生評価）

　健康教育終了後，支援者全員で検討会を開催しました．第4段階で考え
られた準備因子，強化因子，実現因子が支援者の健康教育や働きかけに
よって，園児と保護者の行動や環境の変化を引き起こしたかどうかを評価
します．歯科医師から，秋の歯科健康診査の結果が報告されました（**表
3-14**）.
　①カリエスフリーの3人は健康状態を維持できていた
　②未処置歯のあった園児4人はすべて歯科治療を済ませていた
　③未処置歯はないが処置歯のあった3人のうち1人が処置歯の充填物が
　　脱落したためう蝕が発生していた
　それぞれの支援者の評価は**表3-15**にまとめました．

表 3-14　A 保育園児の歯科健康診査結果（10 月 24 日実施）

評価の基準：●達成　　〇一部達成　　×未達成

番号	園児	5月9日		10月24日		結　果
		処置歯	未処置歯	処置歯	未処置歯	
1	A	4	0	4	0	●現状維持，新たなう蝕発生なし
2	B	0	0	0	0	●カリエスフリー維持
3	C	0	2	2	0	●う蝕の治療済み，新たなう蝕発生なし
4	D	1	1	2	0	●う蝕の治療済み，新たなう蝕発生なし
5	E	4	0	4	0	●現状維持，新たなう蝕発生なし
6	F	2	0	0	2	×処置歯の二次う蝕発生
7	G	0	0	0	0	●カリエスフリー維持
8	H	0	0	0	0	●カリエスフリー維持
9	I	0	1	1	0	●う蝕の治療済み，新たなう蝕発生なし
10	J	1	3	4	0	●う蝕の治療済み，新たなう蝕発生なし

3. 第8段階：影響評価（歯科衛生評価）

　第7段階で検討した準備因子，強化因子，実現因子の変化の状況をふまえ，行動目標および環境目標の達成状況を評価します（**表 3-16**）．

　行動要因は，1 人処置歯の充填物が脱落したことで，目標は一部達成できませんでした．また，生活リズムの定着，咀嚼機能についての教育，評価法の検討が不十分であり，今後の課題が明確になりました．環境要因は，未処置歯のあった 4 人全員が歯科受診で治療を終了できたことや，石膏模型に園児と保護者が強い関心を示したことは，生活行動の変容のきっかけとなることが期待されます．

4. 9段階：結果評価（歯科衛生評価）

　結果評価は，総括的評価ともいわれ，支援者がそろって，健康問題を解決して最終ゴールの QOL が達成されているかどうかを検討します．

　「QOL：むし歯のない丈夫な歯でよく食べ，元気に育つ」のゴールに向かうための健康問題であったう蝕未処置歯の放置やカリエスリスクが高いことは，改善されてきたことがわかりました．今後はこの状態を維持し，乳歯から永久歯への交換がスムーズにいき，よく噛むことのできる口腔の

表 3-15　Ａ保育園　健康教育経過評価表　　　　　　評価の基準：●達成　○一部達成　×未達成

因子	本人（園児・保護者）	第1回 5/23	第2回 7/10	第3回 7/24	第4回 10/5	第5回 10/24	評　価
準備因子	・園児たちのう蝕有病率が高いことを知る	●	●				●カリエスリスク検査結果がよくわかった
	・むし歯の放置は園児の健康状態の悪化や心身の発育に悪影響があることを知る		○				○乳歯は生えかわるという認識が定着しない
	・園児の口の中の状態を本人と保護者が知る		●	●		●	●石膏模型が好評である
	・よく嚙むために奥歯が大切なことを知る				●		●石膏模型で場所を確認した
	・唾液の大切さを知る				○		○呼吸や口腔機能を高めることが課題
	・生活習慣は健康に影響があることを知る				○		○時間不足で十分伝えることができなかった
強化因子	・昼食後の歯磨きが目標を見ながらできたらほめられる			●			●担任が根気よく声掛けしてくれた
	・カリエスフリーであることに自信をもつ		●				●3人がカリエスフリー
	・かかりつけの歯科医院でフッ化物歯面塗布を受けていることはよいことだと確信する		○	○			○半分が受けている
	・家族で定期的に歯科健診を受けていることはよいことだと確信する		○	○			○半分が受けている
	・就寝前の仕上げ磨きを保護者がしていることをほめられる		●	●			●全員行っていることをほめた
実現因子	・保護者会講演に保護者（祖父母も含む）が参加する		○				○不参加の保護者が1名いた
	・保育園で健康教育を受ける	●		●	●	●	●毎回積極的に学べた
	・効果的な口腔清掃法が学べる	●		●	○	●	●乳臼歯の舌側も磨けるようになった
	・保護者が園児のむし歯治療に歯科を受診する		○			○	○最近充塡物が脱落したばかりで1人だけ受診できなかった

表 3-16　園児の生活習慣と保健行動および生活環境の目標と評価

要因	因　子	行動目標および環境目標	評　価
行動要因	①う蝕有病率が高い	秋の歯科健康診査でう蝕の発病なし	1 人充填物が脱落して未処置歯が 2 本となったため一部達成
	②未処置歯が多い	秋の歯科健康診査で未処置歯のある者なし	1 人充填物が脱落して未処置歯が 2 本となったため一部達成
	③臼歯部に未処置歯が多く，よく噛むことができなくなるリスクが高い	う蝕の治療が終了している	1 人充填物が脱落して未処置歯が 2 本となったため一部達成
	⑤保護者と園児の歯の健康に対する教育の機会不足がある	園児の保護者が保護者会の講演で口腔の健康教育を受ける	全保護者の 9 割が講演を受講した
	⑦唾液分泌速度が遅いため，カリエスリスクが高い状態である	唾液分泌速度が 1 mL/分以上となる	初回 3 人であったが 4 人に増えた
	⑧唾液中の細菌数が多く，カリエスリスクが高い状態である	RD テスト® が全員 Middle 以上になる	初回 1 人であったが，9 人に増えた
	⑨臼歯部の清掃技術が未熟である	OHI-DI 0.95 より低い数値となる歯磨きができる	最終日には，平均スコア 0.3 の歯磨きができるようになった
	⑩生活リズムが定着していない	朝食をとって登園する	4 回目の介入時に生活習慣について健康教育を行ったが明確な評価ができず，今後の課題となった
	⑪咀嚼機能が不十分である	よく噛んで食事ができる	噛むことの大切さを教育したが，⑩と同様，明確な評価ができず，今後の課題となった
環境要因	④保護者が忙しく歯科受診の機会が得られない	歯科受診ができる	未処置歯のあった 4 人全員がう蝕の歯科治療を終了していた
	⑥う蝕発病のリスクが高まる永久歯の萌出時期である	複雑な口腔内の歯の萌出状態を知る	石膏模型を媒体に使うことで，園児が口腔内の状態を立体的に把握することができた

発達を促していくための支援が必要になります．そのためにはフッ化物の効果的な使用，正しい咀嚼や生活行動に関する健康教育を続けていきたいことが話し合われました．

5. 事例と歯科衛生過程のまとめ

　この事例では，小集団での健康教育にプリシード・プロシードモデルを活用して実施しました．支援者は歯科医師や歯科衛生士だけではなく，保育所の職員と一緒に園児の望ましい健康像（QOL）を明らかにすることから始めました．チームとして支援者と連携をとり，それぞれの役割を話し合い，計画・実施を評価しながら，園児の健康課題を解決していきました．

　ヘルスプロモーションをすすめていく一員として，歯科診療所に勤務する歯科衛生士も加わることが求められます．歯科医師とともに健康教育の活動を展開しながら，対象者の QOL 達成を支援していきましょう．

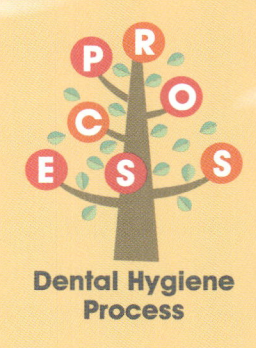

P R
C O
E S S

Dental Hygiene Process

4章

ワークで学ぶ
歯科衛生過程

実際にワークをしてみることで,
わからないことを明確にしてみましょう.

❶ 青年期の歯周治療

1—事例紹介

　17歳女子の事例です．歯科衛生アセスメントの情報処理（整理・分類，解釈・分析）から，患者さんの受診の流れに沿って，歯科衛生診断，歯科衛生計画立案のワークを行いながら歯科衛生過程のプロセスと書面化を行ってみましょう．

2—初診時（6月12日）の受診

1. 診療申込，紹介状等提出

　YYさんが学校歯科健診の結果をもって来院されました（**図4-1**）．

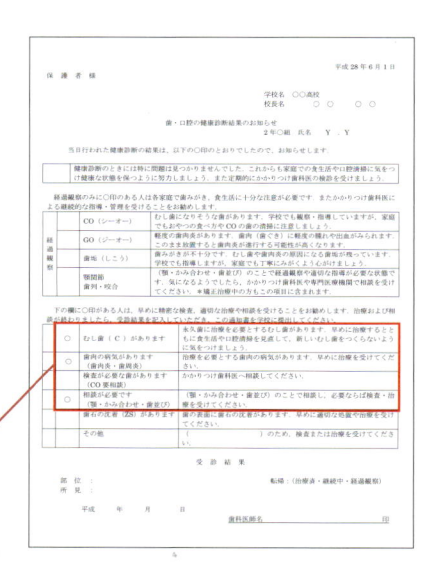

○	むし歯（C）があります	永久歯に治療を必要とするむし歯があります．早めに治療するとともに食生活や口腔清掃を見直して，新しいむし歯をつくらなように気をつけましょう．
○	歯肉の病気があります（歯肉炎・歯周炎）	治療を必要とする歯肉の病気があります．早めに治療を受けてください．
	検査が必要な歯があります（CO要相談）	かかりつけ歯科医へ相談してください．
○	相談が必要です（顎・かみ合わせ・歯並び）	（顎・かみ合わせ・歯並び）のことで相談し，必要ならば検査・治療を受けてください．

図4-1　学校歯科健診結果

2. 健康調査票記載

　YY さんが受付で記載した健康調査票です．記載されたことのみを抜粋して示しています（**表4-1**，表2-1-1 参照）．

表4-1　健康調査票

					健康調査票	◇◇◇歯科

氏　名		YY	性別 男・⒲	生年月日　2001　年 4　月　12　日　　17　歳
住　所	〒 ○○○－○○○○　　　○○県○○市○○町○○			

該当の場合，□を■にぬりつぶしてください　　　　　　　記入（ 2018 年 6 月 12 日）

当院ははじめてですか	■はじめて
本日来院された理由を教えてください	■その他（　歯科健診でむし歯があるといわれたのでむし歯の治療がしたい　　　　　　　　）
痛みや違和感がありますか	■なし
※ どこがおかしいですか	■歯　　（　下の前歯　　　）
※ どのような状態ですか	■その他（　自覚はないが，歯科健診でむし歯と歯並びを指摘された　　　　　　　）
歯を抜いたことは	■あり（　子どものとき，いつかは覚えていない　　　　　　　　　）
歯を抜いたときの異常は	■なかった
あなたの健康状態は	■普通
薬・食べ物でアレルギーや過敏は	■なし
いままでにかかった病気	■なし
現在かかっている病気	■なし
ご家族で病気をおもちの方はいますか	■いいえ
飲んでいる薬	■なし
歯磨きについて	1．1日のブラッシングの回数と時間 　　1日（ 2 ）回　■起床後　■就寝前 　　1回につき（　　3　　分） 2．使用している清掃用具 　　■歯ブラシ　　■デンタルフロス 　　・歯ブラシの交換時期（ 2カ月に1回くらい　　　　　　　　） 3．歯磨剤　　■使用している 　　・商品名（　クリニカ®　　　　） 4．ブラッシング指導の経験 　　■あり 　　・いつごろですか（　中学のときに受けた．細かく動かして磨く　） 5．歯石をとったことがありますか 　　■あり 　　・いつごろですか（　中学のとき　　　　　　　　　　　　）
嗜好品がありますか	■食べ物（　甘いもの　　　　　　　　　　　）

（次頁へつづく）

食生活について	食事（ 3 ）回／日 　朝食　■あり　　昼食　■あり　　夕食　■あり 間食（ 1 ）回／日 間食　飴 　　　チョコレート 　　　その他（　グミ，干し梅　　　　　　　　　　　　　　）
歯の治療について	■なんともない
診療についてのご希望	□悪いところはすべて治したい ■その他・ご相談等 　（　矯正治療以外，悪いところはすべて治したい　　　　　　　）
上記に関して相違なければ，サインしてください．	
お名前　　　　YY	2018 年 6 月 12 日

3. 医療面接・検査等

口腔内写真・検査値を示します（**図 4-2〜4**）．

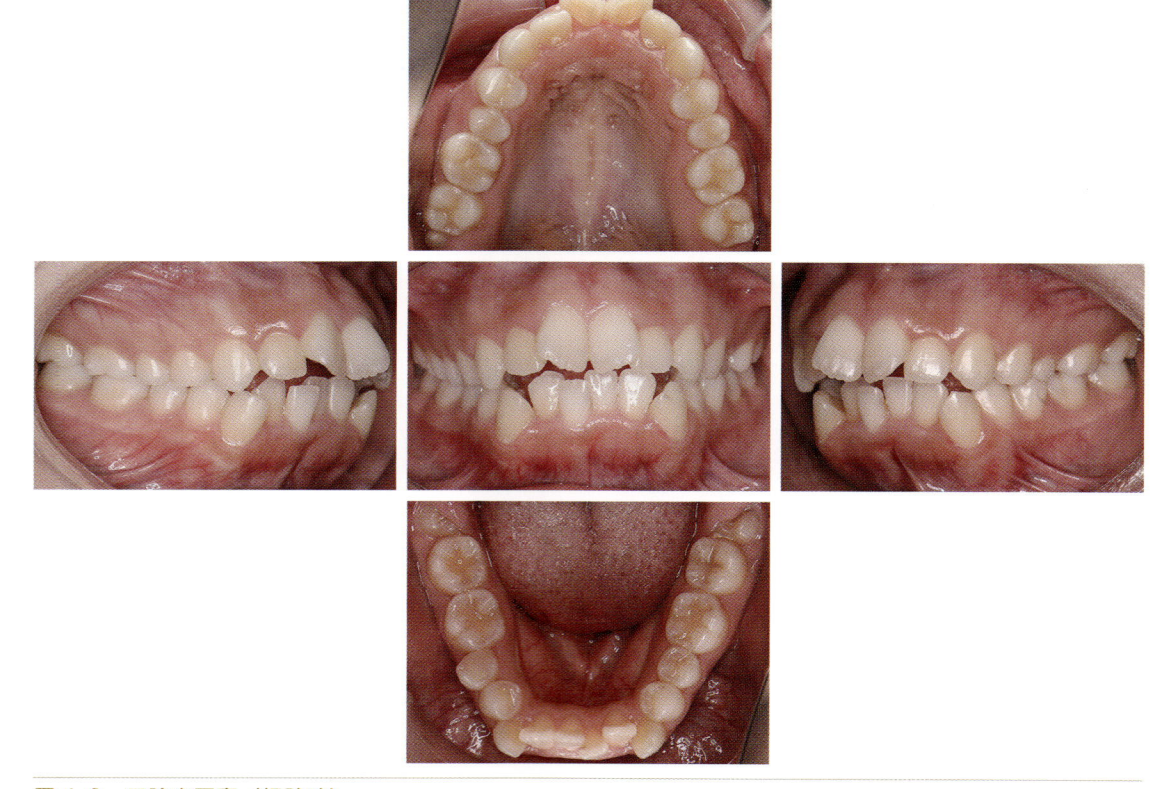

図 4-2　口腔内写真（初診時）

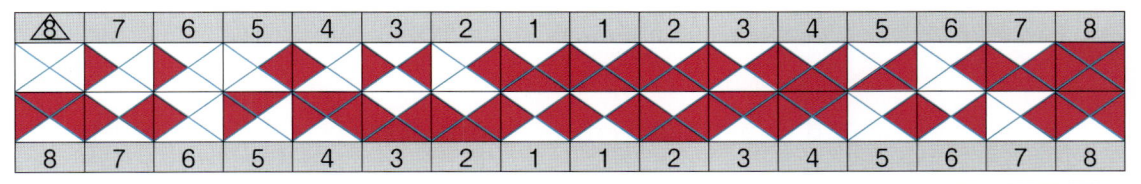

歯の動揺度		0	0	0	0	0	0	0	0	0	0	0	0	0	0	0
ポケットの深さ		②1 2 / 2 1 2 / 2 1 1	② 1 2 / 2 2 2	② 1 1 / 2 1 1	②②②② / ② 1 1 1	①③②② / ② 2 2 2	1 2 2 1 / 2 2 1 1	2 1 2 1 / 2 2 1	1②2 1 / 2②1	測定せず
	8	7	6	5	4	3	2	1	1	2	3	4	5	6	7	8
歯式	△	☺	☺											☺	☺	HRT
歯式	HRT	☺	☺				CR C"							☺	☺	HRT
	8	7	6	5	4	3	2	1	1	2	3	4	5	6	7	8
ポケットの深さ	測定せず	③2 2 2 / 3 2 2 1	②②2 1 / 2 1 2 1	2 1 2 1 / 2 2 1	②②2 2 / ③ 2 1 2	②①1 1 / 2 1 1	1 1 1 2 / 1 1 1	2 1 2②/①1 2	2②2 2 / 2 1 2	2 2 2 2 / 1 2 2 1	2 3 2 2 / 2 2 1 2	2②2 3 / 2②3	測定せず
歯の動揺度	0	0	0	0	0	0	0	0	0	0	0	0	0	0	0	0

○は出血（BOP） BOP＝17.3%

| 歯　石 | □なし | ■あり（下顎前歯舌側隣接面に縁上歯石沈着 | ） |
| 歯肉の状態 | □良好 | ■腫脹（前歯部に発赤，全顎歯肉軽度の炎症 | ） |

図 4-3　歯式および歯周精密検査
△：欠損，HRT：半埋伏歯，CR：コンポジットレジン充塡，C"：二次う蝕．☺：シーラント処置歯（学校歯科健診で用いられる補助記号）

PCR＝54.8%

図 4-4　O′Leary のプラークコントロールレコード（PCR）

4. 診断・治療方針の決定

歯科医師の診断と治療方針が以下のように決定しました．

傷病名：1｜二次う蝕．単純性歯肉炎

治療方針：う蝕治療と並行して，歯周基本治療 → 再評価 → メインテナンス．歯列については現時点で希望がないため，メインテナンスに移行する時点で再検討．

5. 歯科医師からの指示

歯科医師の指示により，○○歯科衛生士（あなたです）が担当することになりました．指示内容は，患者さんへの状態説明，保健行動に関する情報提供，歯周基本治療，再評価です．初診日の今日は，患者さんの状態・状況を把握して計画を立てるまでを行います．

6. 歯科衛生アセスメント，歯科衛生診断，歯科衛生計画立案，歯科衛生介入（実施），歯科衛生評価

　患者 YY さんに自己紹介をして，歯科衛生士として YY さんための計画を立てるのに必要な情報を収集します．

　以下，YY さんとの会話記録です．

🦷 DH：こんにちは．YY さんですね．担当させていだだく歯科衛生士の◯◯です．よろしくお願いします.

患者 YY：お願いします.

🦷 今日はむし歯の治療をしたいということで来院されたのですね.

患者 YY：はい．学校から治療に行くように紙をもらってきました．歯並びのところも「◯」がついているんだけど，やらないことにしました.

🦷 （歯・口腔の健康診断結果のお知らせを見ながら）YY さんは歯並びについては希望されていないのですね．お母さんは，歯並びのことで何か言っていましたか？

患者 YY：「治したいなら，やってもいい」って言ってます．でも矯正装置をするのははずかしいし，お金もかかるし，そんなに困っていないので.

🦷 わかりました．では，先ほど受付で書いていただいた健康調査票を確認いたします．むし歯は症状がないようですね.

患者 YY：はい．全然気づきませんでした.

🦷 むし歯以外は特に困っていることはないですね.

患者 YY：はい．むし歯も特に困っていないんだけど紙もらってきたから（笑）.

🦷 歯磨きについてですが，デンタルフロスも使っていますよね．中 2 のときにブラッシング指導の経験があるようですが，そのときから使っているのですか？

患者 YY：毎日ではないけれど，たまにやっています．中 2 のときに歯肉炎って言われて 2 カ月くらい歯科医院に通っていたんです．そのときに勧められてやるようになりました．でも面倒だから.

🦷 でも，「たまに」ですが，継続しているのはいいことだと思いますよ．それと歯磨き粉もフッ素入りを使っているのですね.

患者 YY：お母さんが買ってくるのを使っているだけなんだけど.

🗣 どのくらいの量をつけていますか？

患者 YY：からいのは苦手なので，ちょっとだけ．

🗣 うがいはどれくらいやっていますか？

患者 YY：しっかり 3～4 回くらいやっています．フロスも歯並び悪いから本当は毎日やらないとだめなのはわかっているけど，部活が忙しくって．

🗣 部活は何をやっているのですか？

患者 YY：テニスです．大会が近いので，ほぼ毎日 7 時近くまでやっています．

🗣 それは大変ですね．毎日くたくたでしょう．

患者 YY：宿題するのがやっとです．だから，フロスも本当に「たまに」なんです．

🗣 そうですか．では，甘いものが楽しみの 1 つなのかしら．

患者 YY：うふふ，そうなんです．特にグミにはまっていてカバンの中にはいつもあります．部活の合間や帰り道に友だちと食べています．先生にも見つからないから（笑）．

🗣 えー！　どれくらい食べているのですか？

患者 YY：うーん，友達にも分けるけど 1 日 1 袋は．

🗣 ここに書いてあるチョコや干し梅も気軽につまめるものばかりですね．ところで，今回の希望は「悪いところをすべて治したい」ということですが，矯正の希望はないのですね．

患者 YY：はい．矯正はしないので，それ以外でということです．

🗣 わかりました．では，お口を拝見いたします．

　次ページからは，本書で紹介した他の事例同様，「情報の分類」「情報の解釈・分析」「歯科衛生上の問題リスト」「長期目標と短期目標」「ケア計画（C-P），教育計画（E-P），観察計画（O-P）」「歯科衛生介入（実施記録）」「目標および評価」までを掲載しています（**表 4-2～8**）．ページをめくる前に，ここまでで収集した患者 YY さんの情報から，実際に歯科衛生アセスメントから歯科衛生計画を行ってみましょう．

　ワークシートは以下の URL からダウンロードできますので活用してください．

https://www.ishiyaku.co.jp/ebooks/422580/

表 4-2　情報の分類

	主観的情報（S データ）	客観的情報（O データ）
①身体の健康状態（身体）	・全身疾患の既往歴：なし ・部活（テニス）	・問題となる徴候はみられない
②歯科衛生介入に対する不安やストレス（心理）	・歯科治療への不安に関する訴えはない	・緊張や不安を示す徴候はみられない
③顔や口腔に関する審美的な満足度（審美）	・矯正治療用具をつけると恥ずかしいから治療はしない	・$\frac{3+3}{3+3}$ が叢生，アングルⅡ級，開咬
④硬組織の健康状態（硬組織）	・むし歯の自覚症状はない．むし歯で困ってはいないが，学校から治療勧告の紙をもらってきたため来た ・フッ素入りの歯磨剤使用後，3〜4 回うがい	・健診結果：むし歯あり ・$\overline{1|}$ 二次う蝕
⑤軟組織の健康状態（軟組織）	・歯肉炎の診断（中 2）で 2 カ月くらい通院	・$\overline{3+3}$ に歯肉発赤・腫脹，全顎的に軽度の炎症あり ・PD≦3 mm，BOP＝17.3%
⑥頭頸部の疼痛や不快感（疼痛）	なし	
⑦口腔健康管理の知識（知識）	・歯並びが悪いから毎日やらないとダメなのはわかるが，部活が忙しい ・甘いものが楽しみの 1 つで，カバンの中にいつもある．部活の合間や帰宅時に食べる	
⑧口腔健康のための行動（行動）	・歯磨き 1 日 2 回（起床後，就寝前）3 分間 ・TBI 経験あり（中学）．細かく動かして磨く．フロスも併用．歯肉炎で 2 カ月通院 ・デンタルフロスはたまに使用（中 2〜）するが面倒 ・甘いものを 1 日 1 袋（グミ，チョコ，干し梅） ・歯並び以外の悪いところはすべて治したい	・PCR＝54.8%，全顎的に隣接面や舌口蓋側にプラーク．$\overline{3+3}$ 舌側隣接面に歯肉縁上歯石

表 4-3　情報の解釈・分析

領域		情報の意味（情報の解釈・分析）
①	身体	全身疾患の既往歴はなく，観察からも問題となる徴候はみられない．部活でテニスを行っているが，コンタクトスポーツでもなく外傷のリスクは低く，この領域に問題・関連因子はないと判断した．
②	心理	歯科治療への不安に関する訴えはなく，観察からも緊張や不安を示す徴候はみられず，問題・関連因子はないと判断した．
③	審美	審美的な不満の訴えはなく，観察からも問題となる徴候はみられないが，矯正治療装置をつけるのは恥ずかしいとのことから，矯正治療となった場合，審美的不満が生じる可能性がある．しかし，現時点では，矯正治療に着手するという歯科医師の治療方針はなく，いまは問題として取り上げず，今後患者の意識変容を見守りながら，矯正治療については必要に応じて患者および歯科医師と相談する．
④	硬組織	1 隣接面の CR に二次う蝕がみられるが，自覚症状はなく学校の歯科健診で気づくレベルである．フッ化物配合歯磨剤を使用しているが，うがいを何度も行っていることから，う蝕予防に効果的な歯磨剤の使用が行えていない．また，「⑦知識」の発言から歯列不正があり磨きづらく，歯肉炎のリスクがあることもわかっている．しかし，「⑦知識」「毎日やらないとダメなのはわかるが，部活が忙しい」，「⑧行動」甘いものを 1 日 1 袋（グミ，チョコ，干し梅）食べることからも，ブラッシングの必要性を理解しているにもかかわらず，部活など日々の忙しさからブラッシングや甘味摂取など口腔管理が後回しになっている．そのため，う蝕のリスクも高くなっている．さらに「甘いものが楽しみの 1 つで，カバンの中にいつもある．部活の合間や帰り道に食べる」という発言から，甘いおやつが友達とのコミュニケーションツールの 1 つとなっていると考えられる． この状態が続くとう蝕が進行するだけではなく，新たなう蝕が発生する可能性もある． また，「④硬組織」S データからう蝕の危機感も少ない．
⑤	軟組織	健康調査票から中 2 のときに歯肉炎と診断され，2 カ月程度治療で通院経験があるが，いまは歯肉の状態についての発言はなく，自己の口腔内の状態を把握していないと考えられる．歯周精密検査の結果から，軽度の歯肉炎が認められる．中 2 で TBI も受けているが，中 2 以降定期的な歯科受診はなく，プラーク・歯石の付着状況，部活の合間や帰り道の間食状況からも適切な保健行動が身についていないと推測できる．この状態が続くと歯肉の状態が悪化する恐れがある．
⑥	疼痛	痛みの訴えはなく，問題ないと考えられる．
⑦	知識	3 年前に歯肉炎と診断され，歯周治療で通院しており，教育の機会があったにもかかわらず，1 二次う蝕や軽度の歯肉炎を発症している．「④硬組織」「⑦知識」「⑧行動」の発言から，自身のう蝕や歯肉炎についての認識が甘いと考えられ，う蝕や歯肉炎についてはどのくらいの知識があるか確認する必要がある．また，フッ化物配合歯磨剤の適切な使用方法を知らないため，有効活用できていない．ブラッシングについては，フロスの併用などやらなくてはいけないことは知っているが，間食については気をつけているといった発言がなく，問題意識をもっていない．間食や怠惰な口腔清掃習慣について危機感がないため，自ら口腔疾患の原因や改善方法を知ろうとする姿勢が認められない．以上のことから，自身の口腔管理のための知識が不足しており，自分に合ったセルフケアを考えることができない．

（次頁へつづく）

表 4-3　情報の解釈・分析（つづき）

⑧	行動	学校の治療勧告による来院．矯正については「③審美」からも希望がなく，今回の二次う蝕の治療のみ希望である．「悪いところはすべて治したい」という希望はあるものの，3年前の歯周治療時の教育が活きておらず，う蝕や歯肉炎を再発している．歯列不正があり，フロスの必要性は意識しているが，部活など日々の忙しさを優先して口腔清掃が後回しとなっている．また，間食については全く気にしていないため，食生活指導も必要と思われる．しかし，部活などの活動量を考慮すると，間食でエネルギーを補うことも必要であり，補食という視点での間食指導も検討しなくてはならない． 全顎的に隣接面や舌・口蓋側にプラーク付着がみられ，歯石沈着もあるが，自覚している発言はないことから，3年前の指導を受けたブラッシングやデンタルフロスによる清掃が定着していないことがわかる． 以上のことから，本人は口腔疾患に対する問題意識が薄く，危機感も低いと思われる． このままの状態では，自身に合った口腔管理ができない可能性がある．

表 4-4　歯科衛生上の問題リスト

#	領域	歯科衛生診断文
1	④硬組織	診断句：う蝕亢進のリスク状態 原因句：a．う蝕についての知識不足 　　　　b．口腔疾患と生活習慣との関係についての知識不足 　　　　c．甘味の持続摂取や甘味の頻回摂取についての知識不足 　　　　d．自己観察不足による自身の病態の理解不足 　　　　e．不適切な保健行動 　　　　　①フッ化物配合歯磨剤の誤用 　　　　　②プラークコントロール不足 　　　　　③糖質の頻回摂取
2	⑦知識	診断句：口腔疾患と自身の生活習慣との関連についての知識不足 原因句：a〜e　同上 　　　　f．歯周病についての知識不足 　　　　g．定期的な歯科受診不足
3	⑧行動	診断句：自己管理のための行動不足 原因句：a〜g　同上 　　　　h．自己の口腔疾患に対する問題意識の低さ 　　　　i．歯列に合わせた口腔清掃の技術不足（歯ブラシ，デンタルフロス）
4	⑤軟組織	診断句：歯肉炎症反応亢進状態 原因句：b〜i　同上

表 4-5　長期目標と短期目標

■：達成　　▨：一部達成　　□：達成せず　　/　：評価月/日

#	領域	目標	評価日	
1	④硬組織	長期：う蝕が再発しない保健行動を実践できる 短期： a．う蝕の主原因はプラークであり，予防にはフッ化物が有効であると説明できる（1回目） b．う蝕は日頃のフッ化物を使用したブラッシングや食生活と大きく関わることを説明できる（1回目） c．間食摂取の悪影響について説明できる（1回目） d．二次う蝕がどこにあるか示すことができる（1回目） e．いままでの生活習慣を見直す発言をする（1回目） f．フッ化物配合歯磨剤を正しく使用する（2回目） g．歯ブラシで適切にプラークを除去する（位置づけ）（2回目） h．デンタルフロスを正しく使用する（毎日実施）（2回目） i．適切な間食摂取ができる（2回目） 　　（摂取回数：減少，時間帯：決める） j．プラークコントロール20%以下を維持できる（4回目）	□ □ □ □ □ □ □ □ □ □ □	/ / / / / / / / / / /
2	⑦知識	長期：1カ月半後には自身の口腔管理方法を述べることができる 短期： k．う蝕，歯周病の主原因はプラークであると説明できる（1回目） l．う蝕や歯周病は日頃のブラッシングや食生活と大きく関わることを説明できる（1回目） m．自己観察で歯肉の状態など口腔を説明できる（3回目） n．定期健診の必要性を説明できる（4回目）	□ □ □ □ □	/ / / / /
3	⑧行動	長期：1カ月半後までに自分の口腔に適した口腔清掃を実施できる 短期： e, h, i. 同上 o．歯ブラシで歯頸部のプラークを除去する（位置づけ）（2回目） p．適切な間食摂取ができる（3回目） 　　（回数：1日1回，時間帯：夕方だらだら食べない，内容：糖質・形態考慮） q．デンタルフロスを歯面に沿わせ，プラーク除去できる（3回目）	□ □ □ □	/ / / /
4	⑤軟組織	長期：1カ月半までに歯肉の炎症が軽減したことを実感できる 短期： r．鏡で炎症部位を指し示すことができる（1回目） s．歯肉の炎症の改善がみられる（2回目） t．下顎前歯部の歯肉の炎症が消失する（3回目） u．改善した状態を維持できる（4回目）	□ □ □ □ □	/ / / / /

表 4-6 ケア計画（C-P），教育計画（E-P），観察計画（O-P）

＃1	C-P	なし
	E-P	a．う蝕の主原因はプラークであり，予防にはフッ化物が有効であると説明 b．う蝕は日頃のフッ化物を使用したブラッシングや食生活と大きく関わることを説明 c．間食指導（間食内容の変更，タイミング） d．鏡で口腔内の状態など自己観察法を説明 e．①フッ化物配合歯磨剤の正しい使用方法を説明 　　（ペースト2cm程度，3分間じっくり磨く．うがいは10〜15mLの少ない水で1回のみ） 　　②プラークの付着状態を説明し，歯頸部や歯間部のブラッシング方法を確認 　　③b，cと同様
	O-P	a〜eの理解度，実施状況の確認 う蝕がないことを観察
＃2	C-P	なし
	E-P	a〜eは同上 f．歯周病の主原因はプラークであると説明 g．歯周病は日頃のブラッシングや食生活と大きく関わることを説明
	O-P	a〜gの理解度，発言などを確認
＃3	C-P	術者磨き
	E-P	c，dは同上 h．う蝕や歯肉の状態といままでの生活習慣の関連を説明. i．①歯ブラシ（位置づけ，ストローク） 　　②デンタルフロス（毎日実施，操作方法） 　　③間食指導（摂取回数，時間帯）
	O-P	c〜hの理解度，行動確認，プラークリテンションファクターの改善，歯肉炎症の改善を確認 保健行動に関する発言
＃4	C-P	プラークリテンションファクターの除去 スケーリング，歯面研磨
	E-P	＃1〜3と同様
	O-P	＃3と同様， PCR＝20％以下，BOP 10％以下

表 4-7　歯科衛生介入（実施記録）

6/12	＃1　う蝕亢進のリスク状態
	S：歯並びが悪いから毎日やらないとダメだが，部活が忙しい 　　むし歯がひどくなったら嫌．歯肉炎が進むと歯周病になる．体にも悪いからちゃんと治したい．フロスは面倒だからたまにしかやらない 　　グミなど1日1袋カバンに携帯．部活の合間や帰りに食べる
	O：PCR＝54.8％，全顎的に隣接面や舌・口蓋側にプラーク．$\overline{3+3}$ 舌側隣接面に歯肉縁上歯石 　　PD≦3 mm，BOP＝17.3％，$\overline{1|}$ 二次う蝕
	A：う蝕・歯周炎に対しての危機感が少なく，部活などの忙しさからプラークが多くみられ，セルフケアが十分ではない．現在の口腔内の状態を理解し，まずは問題意識をもつことが必要．う蝕や歯肉炎治療に対する意欲はあるため，早期にセルフケア方法を提案の必要性あり．特にフッ化物配合歯磨剤の使用については適切な指導が必要
	P：C-P：口腔内写真，歯周精密検査，術者磨き 　　E-P： 　　　・う蝕・歯肉炎の原因，フッ化物の有効性や生活習慣との関連を説明 　　　・間食：内容の見直しや糖質摂取のタイミングとう蝕のリスクを説明 　　　　　　　グミは放課後のみ，量は1/2袋程度．食べた後，歯磨きする 　　　・口腔観察：鏡でう蝕・歯肉炎の部位を確認（歯周精密検査およびエックス線写真検査等の結果もあわせて） 　　　・TBI：フッ化物配合歯磨剤はペースト1 cm程度，3分間じっくり磨く．うがいは少量の水で5秒間1回のみ 　　　　　　歯ブラシの歯頸部への位置づけ，デンタルフロス（ホルダー付き）の操作法を確認．夜は必ず実行するよう指導 　　O-P：上記の理解度を確認 　　　　　次回も同様に確認する．PCR，間食状況，口腔観察習慣

表 4-8　目標および評価

■：達成　　🗹：一部達成　　□：達成せず　　/　：評価月/日

#	領域		目標	評価日	
1	④硬組織	長期目標	う蝕が再発しない保健行動を実践できる	□	/
		短期目標	a．う蝕の主原因はプラークであり，予防にはフッ化物が有効であると説明できる	□	/
			b．う蝕は日頃のフッ化物を使用したブラッシングや食生活と大きく関わることを説明できる	□	/
			c．間食摂取の悪影響について説明できる	□	/
			d．二次う蝕がどこにあるか示すことができる	□	/
			e．いままでの生活習慣を見直す発言をする	□	/
			f．フッ化物配合歯磨剤を正しく使用する	□	/
			g．歯ブラシで適切にプラークを除去する（位置づけ）	□	/
			h．デンタルフロスを正しく使用する（毎日実施）	□	/
			i．適切な間食摂取ができる（摂取回数：減少，時間帯：決める）	□	/
			j．プラークコントロール 20％以下を維持できる	□	/
2	⑦知識	長期目標	1 カ月半後には自身の口腔管理方法を述べることができる	□	/
		短期目標	k．う蝕，歯周病の主原因はプラークであると説明できる	□	/
			l．う蝕や歯周病は日頃のブラッシングや食生活と大きく関わることを説明できる	□	/
			m．自己観察で歯肉の状態など口腔を説明できる	□	/
			n．定期健診の必要性を説明できる	□	/
3	⑧行動	長期目標	1 カ月半後までに自分の口腔に適した口腔清掃を実施できる	□	/
		短期目標	e，h，i．同上		
			o．歯ブラシで歯頸部のプラークを除去する（位置づけ）	□	/
			p．適切な間食摂取ができる（回数：1 日 1 回，時間帯：夕方だらだら食べない，内容：糖質・形態考慮）	□	/
			q．デンタルフロスを歯面に沿わせ，プラーク除去できる	□	/
4	⑤軟組織	長期目標	1 カ月半までに歯肉の炎症が軽減したことを実感できる	□	/
		短期目標	r．鏡で炎症部位を指し示すことができる	□	/
			s．歯肉の炎症の改善がみられる	□	/
			t．下顎前歯部の歯肉の炎症が消失する	□	/
			u．改善した状態を維持できる	□	/

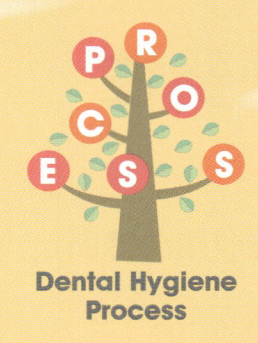

Dental Hygiene Process

5章

もっとよくわかる
歯科衛生過程

5章は，初心者と"できる"歯科衛生士が
登場するアドバンス編です．
学生や新人歯科衛生士といった初心者と，
経験豊富な"できる"歯科衛生士の考え方や
行動の違いに目を向けながら
読み進めていきましょう．

① 歯科衛生過程の実践における アセスメントの重要性

1—歯科衛生アセスメントと情報収集の関係

情報収集だけではなく，同時に健康問題の推論を行う

歯科衛生アセスメントでは，情報を収集し，収集した情報から対象者が抱える問題点を判断して，実施する歯科衛生介入の方向性を明確にします．

情報収集から問題を明確にするプロセスで，分類や分析といった一つひとつのステップにとらわれて，たくさんの情報から，それらのもつ意味を見い出せないと思ったことはありませんか？　これは関係のありそうな情報を集めることしか考えていない場合に起こります．関係のある情報を集めながらも，同時に情報の意味を考え，健康問題の推論を行っているのが"できる"歯科衛生士です．歯科衛生診断では，歯科衛生アセスメントにおける推論を合わせ，統合して，問題を明確化していくのです．

初心者は，一つひとつのステップごとに指導を受けながら進めますが，"できる"歯科衛生士は，いくつかの収集したデータから，対象者の問題を予測し，検証しながら進めます．すなわち，対象者の問題について仮説を立て，その仮説を検証しながら進めています．仮説とは，事象を説明するために仮に設けられる説のことで，仮説検証とは，仮説が正しいかどうかを事実の観察などを通じて確かめることです．このため，"できる"歯科衛生士は「○○かもしれない」と気がかりなことがあると，それを確認するための質問を対象者に投げかけ，「やはり○○だった」と確信を得るように，情報を収集していきます（**図5-1**）．

情報の不足は，情報量の不足とは限りません．気になる情報に関連した必要な情報を追加して集めているかどうか，質が重要なのです．

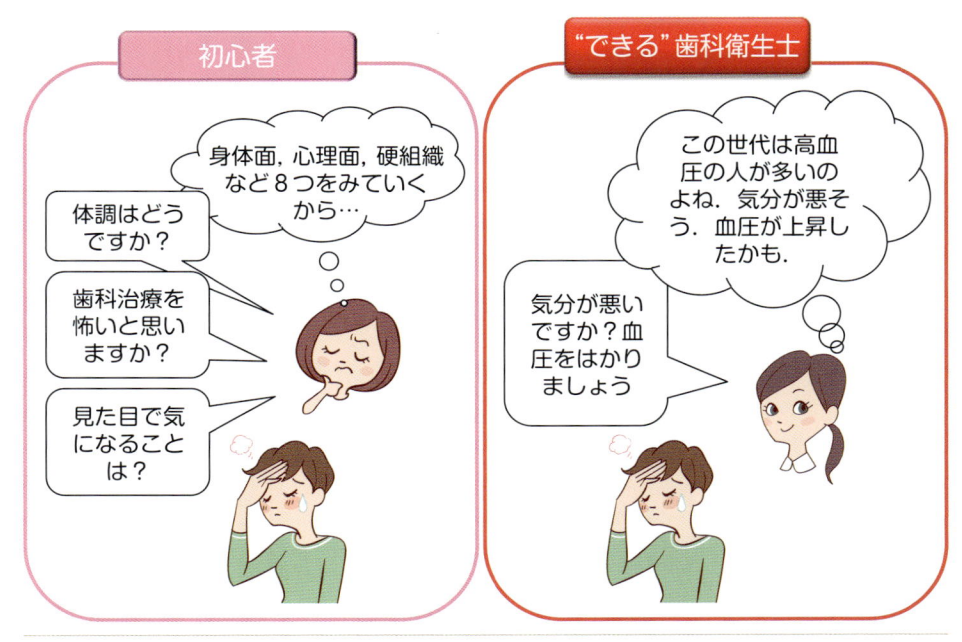

図 5-1 初心者と"できる"歯科衛生士の情報収集の仕方の例

2—問題解決に必要な情報とは何か

判断ができるように情報を収集する

　歯科衛生過程における情報収集は，対象者の健康状態を分析し，問題点や強みを明確にするための材料を得る目的で行われます.

　人はものを見るとき，知識や経験によってできた枠組みをもって見ていると言われています．この枠組みを「スキーマ」といいます．スキーマには，情報の取捨選択をガイドする働き，個々の断片的な情報をつなぎ合わせて意味づけるという働き，わずかな事実の情報の断片から未知のことや未確認のことを推測したり予測する働きがあると言われています[1]．たとえば，風邪なのか，ほかの疾患なのかを判断するためには，発熱に関するある程度の知識や熱のある人を見た経験をもっていて，それを適切に使えることが必要です．発熱のメカニズム，どのような疾患で発熱するか，随伴症状，なりゆきなどを知らなくてはなりません．歯科衛生士は疾患を診断しませんが，さまざまな判断を行います．たとえば，迅速な対応が必要かどうか，対象が行動変容を起こすためにどう働きかけるかといった判断です．これには，疾患の随伴症状や行動変容に関する知識などをもって判断することが必要です.

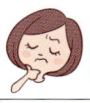

| 新人歯科衛生士 | "できる"歯科衛生士 |

| ① 身体の健康状態 | A. 次の症状・徴候は？ □無 ■有
□リスクへの不安の訴え
■全身疾患（病名：不整脈，激しい運動後発現
■服薬（薬名：エリキュース®＊，アーチスト®＊）
□嚥下障害，喉頭反射障害，舌咽頭反射障害
□特定物質への接触後の発赤，湿疹，掻痒感，喘息，浮腫などの症状
■異常なバイタルサイン（181/92 mmHg，69 bpm，通常は 110〜140/70〜80 mmHg）
□その他（　　　）
B. 「A」と関係する原因・関連因子は？□無 ■有
□歯科への誤解や悪印象 □かかりつけ歯科なし
■知識不足（高血圧と不整脈の関係）
□処方薬を用法どおり服薬しない
□感染損傷リスク
□意識レベルの低下 □咳嗽・嘔吐反射の抑制
□パーキンソン病など喉頭反射・舌咽頭反射障害を引き起こす疾患
□顎・口腔・頸部領域の手術や外傷
■その他（血圧測定中，しゃべり続けていた）
C. 特記事項：担当歯科医から，治療時これまで問題はなく，通常どおりに行ってよいとのこと． | S データ：76 歳男性．16 年前頃から不整脈の既往あり．激しい運動後に発症する．かかりつけ医に定期受診し，処方される薬を指示どおりに飲んでいる．普段の血圧値は 110〜140/70〜80 mm Hg である．
O データ：抗血栓薬エリキュース®＊と血管拡張薬アーチスト®＊を服用．担当歯科医から処置に問題なかったと言われた．処置直前の血圧は 181/92 mmHg，69 bpm であった．測定中，対象者は話し続けていた．

スキーマができている歯科衛生士は，頭の中にチェックシートがあるようなものなので短時間のうちに問題・原因を見出し，それに対応した計画を立てるために必要な情報を収集していきます． |

＊エリキュース®：一般名：アピキサバン．FXa 阻害薬で，体内の血液が固まる作用を阻害し，血栓の形成を抑え脳梗塞や心筋梗塞を予防する．
＊アーチスト®：一般名：カルベジロール．$\alpha\beta$ 遮断薬で，$\beta1$ 受容体遮断作用による心機能の抑制と $\alpha1$ 受容体の遮断作用による血管拡張作用などにより，高血圧や狭心症などを改善する．

図 5-2　新人歯科衛生士と"できる"歯科衛生士の情報収集

新人歯科衛生士と"できる"歯科衛生士との情報収集の違い

　新人歯科衛生士と"できる"歯科衛生士の情報収集，分類・整理を比較してみましょう．たとえば，76 歳男性で不整脈の持病のある対象者が処置前の血圧値が高かった場合，8 つの歯科衛生ニーズの「領域①身体の健康状態」の情報収集がどうなるかをみてみましょう（**図 5-2**）．

　学生のような初心者では，参考になるチェックシートや指導者の助言がないと情報収集や情報処理が難しいと思います．一方，スキーマをもっている"できる"歯科衛生士は，「76 歳男性」ということや「不整脈がある」ということから，「高血圧」を頭のなかに浮かべながら情報収集をしています．

② 臨床における 歯科衛生アセスメント

1―誰のための何のためのアセスメントか

新人歯科衛生士と "できる" 歯科衛生士の行動には，目的の違いがある

　新人歯科衛生士と "できる" 歯科衛生士は，経験数や知識量だけではなく，大きな違いがあります．それは目的の違いです（**図5-3**）．

　新人歯科衛生士の場合は，①自分の学びを深め，知識やスキルを確実にすること，②対象者の健康問題を解決することの2つを目的としていますが，研修の記録をしっかり書くことが求められているため，そのことに引っ張られがちです．対象者から多くの情報を収集することに気を取られ，対象者の問題解決や歯科医療のなかでの位置づけなどは後回しになりがちです．

　一方 "できる" 歯科衛生士は，医療保険などの仕組みのなかで対象者の健康問題を解決するという目的があります．そのため，治療の流れが決まっており，限られた時間内に必要な情報を取捨選択しながら収集しています．

新人歯科衛生士	"できる"歯科衛生士
歯科衛生過程の進め方を学びながら行うために，同じ情報，同じ項目を繰り返し記載することになり，多くの時間がかかる． また，不必要な情報や知識の不足により，分析の方向性が混乱してしまうことがある．	歯科衛生介入のための問題解決能力があり，経験や知識が豊富なため，対象者の状態や状況によって，情報の取捨選択ができる．

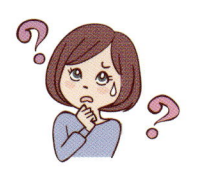 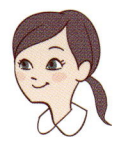

図5-3　新人と "できる" 歯科衛生士の目的の違い

2—問題をみつけるための情報収集の仕方

対象者への理解が深まるように情報収集する

　目の前にある情報に気づくことはとても大切ですが，そこに留まったままでは，情報が不足してしまうことがあります（図 5-4）.

新人歯科衛生士

S データ：「口の中が渇く」

いつ渇きますか？

はい，いつもです.

S データ：いつも渇いている
O データ：なし

> 新人歯科衛生士は，目の前の情報に気づいていますが，これだけでは不十分です. 気がかりな情報については，さらに関連情報を収集しなければ，その対象者のための分析には使えません.
> "できる"歯科衛生士は，関連情報を次々と収集できています. これは，情報をどのように使うかという目的がはっきりしているからです.

"できる"歯科衛生士

S データ：「口の中が渇く」

＊S データを詳しく掘り下げて状態に関する情報を得る

どんな感じですか？特にどんなときに渇いた感じがしますか？いつも渇くのですか？

＊状態の程度と頻度の確認

はい，いつもです. 特に朝起きたときに渇いています. お茶をよく飲みます.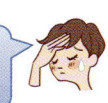

＊関連情報の収集

お茶は1日にどのくらい飲んでいますか？

500mL くらいだと思います.

S データ：いつも口腔乾燥感があり，特に起床時に感じている. お茶を 1 日 500mL くらい飲む
O データ：口角に泡がでている

＊原因の特定や口腔乾燥の程度を推測するために持参した薬を確認

追加情報①：薬剤名：アダラート®＊

＊状態を正確にとらえるために口腔粘膜湿潤度と唾液量を計測して情報収集

追加情報②：口腔粘膜湿潤度＊25.0，サクソンテスト＊1.5g/2 分

＊アダラート®：一般名：ニフェジピン. カルシウム拮抗薬で，末梢血管や冠動脈を広げることで血圧を下げ狭心症の発作を予防する.

＊口腔粘膜湿潤度：口腔水分計で舌背中央部の湿潤度を計測する. 27.0 未満で「口腔乾燥あり」と判定.

＊サクソンテスト：2 分間噛んだガーゼに吸収される唾液量を計測する. 2 g 以下 /2 分間で「口腔乾燥あり」と判定.

図 5-4　問題をみつけるための情報収集

3—対象者の経時的変化に着目する

対象者の変化を予測する

　対象者の状態や状況は，時間とともに変化していきます．そして，対象者をとりまく社会情勢とともに保健・医療・福祉の状況も変化していきます．2012年に周術期口腔機能管理が保険点数として認められてから，歯科衛生士はがん治療の患者に関わる機会が増えました．このような急性期の患者は，心身の状態や患者をとりまく環境が刻々と変化しているため，配慮や適切な対応が必要になります．加えて大切なことは，対象者の生活の変化を歯科衛生士が予測することです（**図5-5**）．

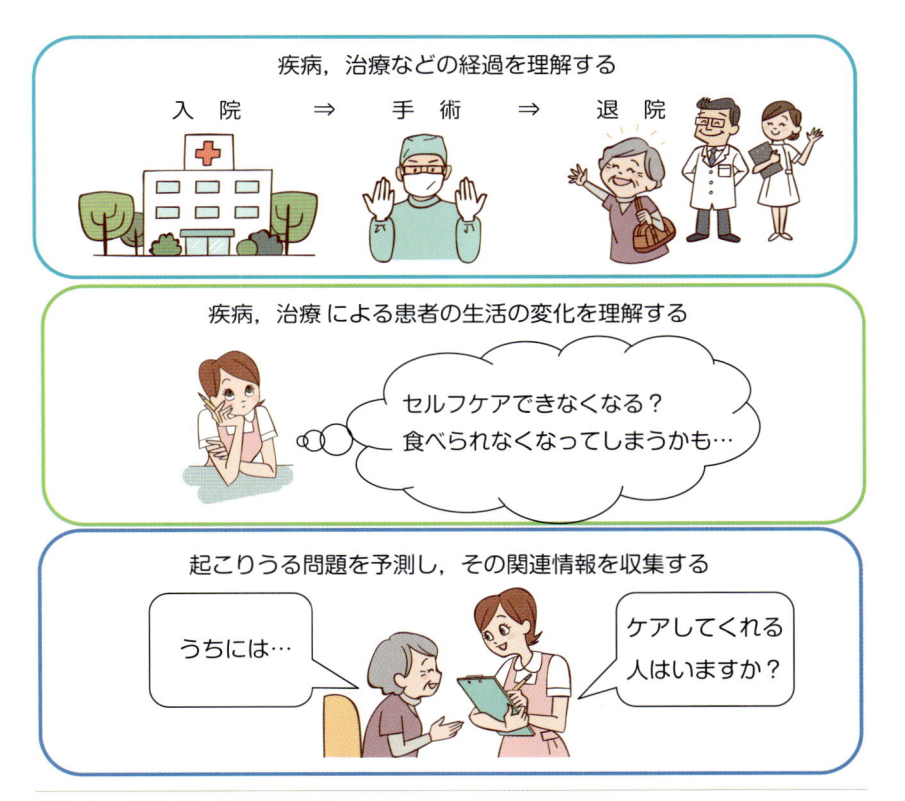

図5-5　対象者の変化を予測

4—対象者を理解するために必要な情報

多くの場合，初診時に対象者自身が健康調査票（問診票）へ記載します．それをもとに医療面接が行われ，歯科医師によって診断されます．そして，歯科医師から歯科衛生士に指示があり，必要な情報収集を行います．原則として，ここが臨床における歯科衛生過程の始まりになります．

新人歯科衛生士の場合は，アセスメントに関する知識が不足しており，プリセプターら指導者に確認しながら分析したり，指示を待つため，どうしてもアセスメントに時間がかかります．それらは間違いではありませんが，指導者からの指示を待つだけでは，対象者ではなく指導者を見て歯科衛生をしていることになり，何のための，誰のための歯科介入かということからズレていきます（図5-6，7）．

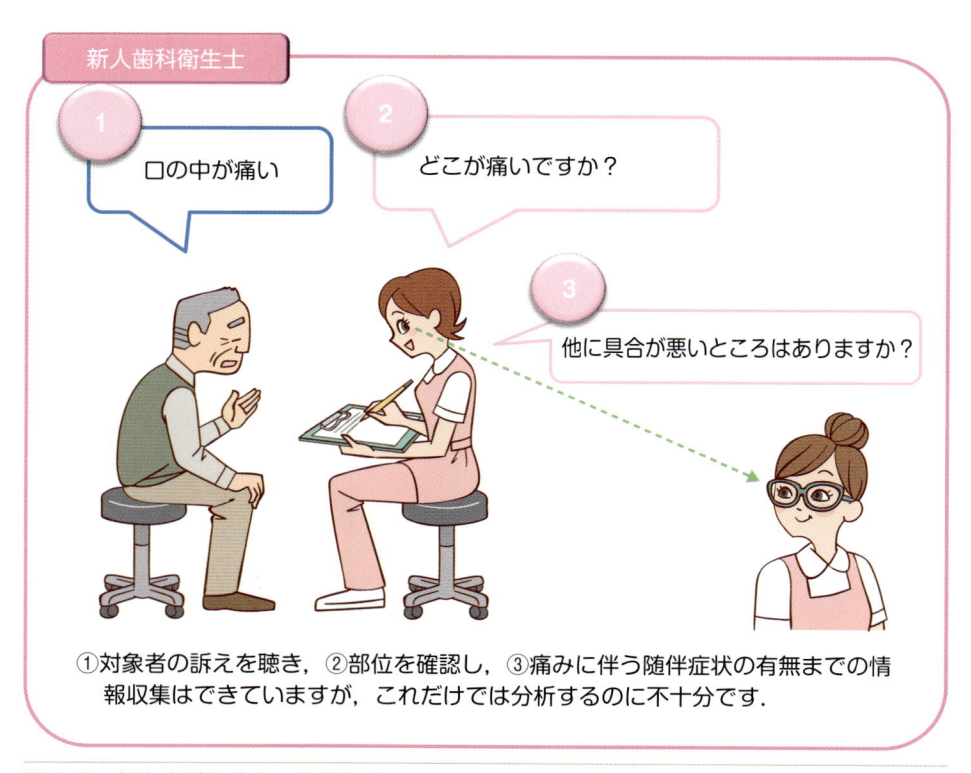

図5-6　新人歯科衛生士の情報収集の仕方

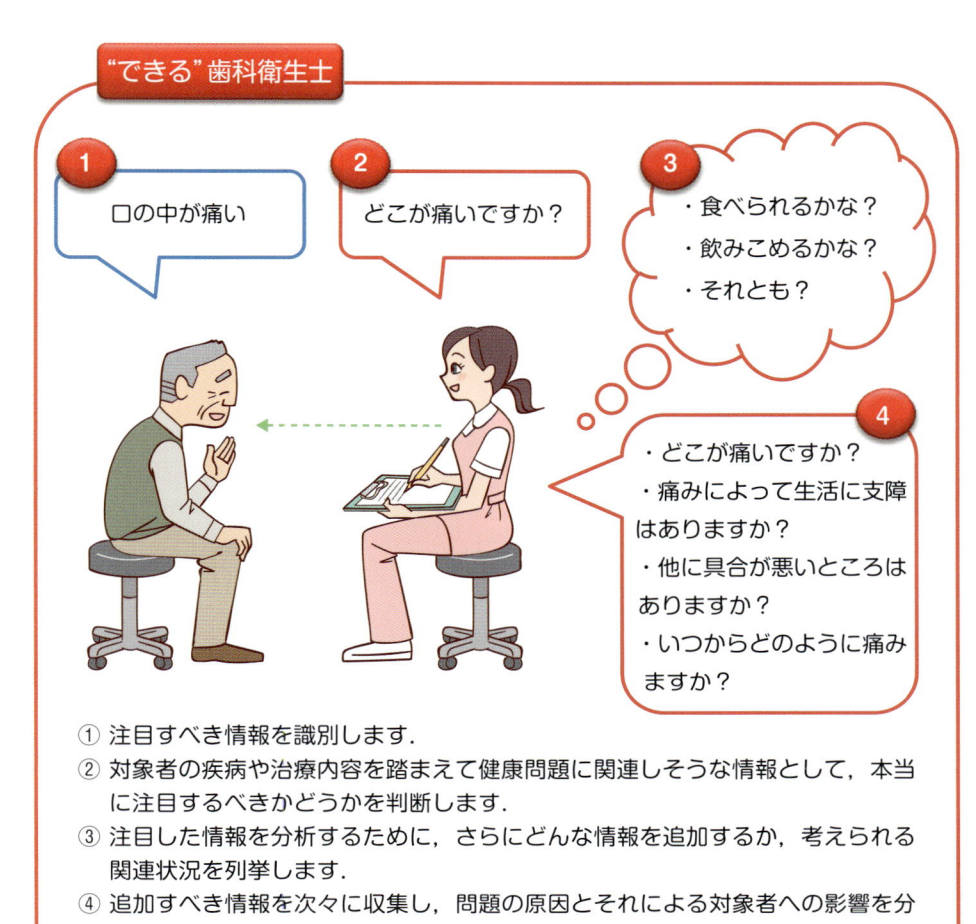

① 注目すべき情報を識別します.
② 対象者の疾病や治療内容を踏まえて健康問題に関連しそうな情報として，本当に注目するべきかどうかを判断します.
③ 注目した情報を分析するために，さらにどんな情報を追加するか，考えられる関連状況を列挙します.
④ 追加すべき情報を次々に収集し，問題の原因とそれによる対象者への影響を分析し，結論を導きます.

臨床では，歯科衛生アセスメントから対象者がどのような状態・状況にあるかの推論までをその場で行います．対象者を理解するために必要な情報は何かを判断して，短時間で効果的な歯科衛生アセスメントを行います．そして，必要に応じてすぐに対応したり，歯科医師や他職種へつなぎます.

図 5-7 "できる"歯科衛生士の情報収集の仕方

　対象者を理解するために，ライフステージ，疾患，心身の健康状態，保健医療のシステムを知識として押さえておくと，健康問題に関連しそうな情報に気づきやすくなります.

5—収集した情報から判断するときに注意すること

情報の解釈・分析にはクリティカルシンキングが重要である

　たとえば，新人歯科衛生士と"できる"歯科衛生士との情報の解釈・分析から歯科衛生診断文作成，そして歯科衛生計画の違いをみてみましょう（図5-8）．

| 新人歯科衛生士 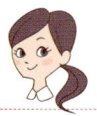 | "できる"歯科衛生士 |

①身体の健康状態	情報収集	A．次の症状・徴候は？■有 ■全身疾患（病名：不整脈，激しい運動後発現） ■服薬（薬名：エリキュース®，アーチスト®） ■異常なバイタルサイン（181/92 mmHg，69 bpm，通常は110〜140/70〜80 mmHg） B．「A」と関係する原因・関連因子は？■有 ■知識不足（高血圧と不整脈の関係） ■その他（血圧測定中，しゃべり続けていた） C．特記事項：担当歯科医から，治療時これまで問題はなく通常どおりに行ってよいとのこと	Sデータ：76歳男性．16年前頃から不整脈の既往あり，激しい運動後に発症する．かかりつけ医に定期受診し，処方される薬を指示どおりに飲んでいる．普段の血圧値は110〜140/70〜80 mmHgである． Oデータ：抗血栓薬エリキュース®と血管拡張薬アーチスト®を服用．担当歯科医から処置に問題はなかったと言われた．処置直前の血圧は181/92 mmHg，69 bpmであった．測定中，対象者は話し続けていた．
	情報の解釈・分析	76歳男性．16年前頃から不整脈の既往があって抗血栓薬と血管拡張薬を服用していて，不整脈は激しい運動の後などに起こるとのことだった．普段の血圧は，110〜140/70〜80 mmHgである．しかし，今回処置前の血圧では，181/92 mmHg，69 bpmであった．会話をしながら測定したため，一時的に上昇してしまったのではないかと推測した．指導者から，これまで処置中に問題が起こったことのない患者だと聞いていたこともあり，この領域には問題がないと判断した．	A．服薬コンプライアンスもよく，これまで体調に問題はなかった．しかし，話しながらによる血圧上昇も考えられなくもないが，処置前の血圧測定が181/92 mmHgと高く，体調急変リスクが考えられた．
	歯科衛生診断	なし	診断句：体調急変リスク状態 原因句：高血圧，不整脈，高齢 　　　　高血圧に関連した体調急変リスク状態
	歯科衛生計画	この領域では，問題がないので計画しない	目標：体調が急変しないようにする． 担当歯科医に報告するとともに，改めて安静な状態で再測定し，血圧が180 mmHg未満を確認後，状態に応じて侵襲がないことのみ行う．

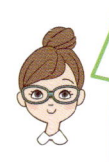
　この新人歯科衛生士は，とてもよく情報収集ができています．1つ残念なのが，目の前にいる対象者の状態よりもその前に言われていた指導者の言葉に重きを置きすぎたために，判断を誤ってしまいました．クリティカルシンキングが足りませんでしたね．対象者の健康状態は日によって異なるということを忘れてはいけません．また，高血圧と不整脈との関連や薬などの知識があると，適正な判断ができるということがわかると思います．知らないことやわからないことは必ず確認すること，目の前の対象者の状態に集中することがとても大切です．そして，"いま"の情報で指導者に相談することも忘れてはいけません．

図5-8　新人歯科衛生士と"できる"の歯科衛生士の情報収集と解釈・分析，歯科衛生診断，歯科衛生計画

高齢者は多くの方が何らかの全身疾患をもち，服薬されています．全身疾患にかかっていないといっても気づいていないだけという場合が少なくありません．このため身体の健康状態に問題があることが多く，健康と思われる高齢者でも，受診ごとにバイタルサインなどの健康状態を必ず確認します．

　このように高齢者であるという対象者の常在条件を意識していれば，ライフステージによって起こりやすい問題から，対象者の健康状態を推察することができるのです．

❸ 歯科衛生診断（歯科衛生上の問題）の考え方

1—データ統合の考え方

対象者を包括的にとらえるために情報処理した内容を再考する

　問題を明示する前に，再度対象者を包括的にとらえられているか考えましょう．まず，年齢，性別，主たる疾患名を確認し，これらによって起こりやすい状態や状況を推測します．次に①〜⑤の順番に考えていきます．
　①病気によって身体や口腔の機能に起こっている変化
　②心身に影響を及ぼす病態や増悪因子
　③治療によって起こる二次的な心身の反応
　④病気や治療，障害に伴う日常生活の変化
　⑤疾病の回復過程や疾患予防に影響を及ぼす行動や環境要因

2—診断句作成のポイント

診断句の構造を考え，それぞれの用語を組み合わせられる

　診断句は，以下の７つの構造を考えて作成するとよいでしょう．すなわち「①いくつの（年齢）」「②誰が（診断対象）」「③どこに（部位）」「④い

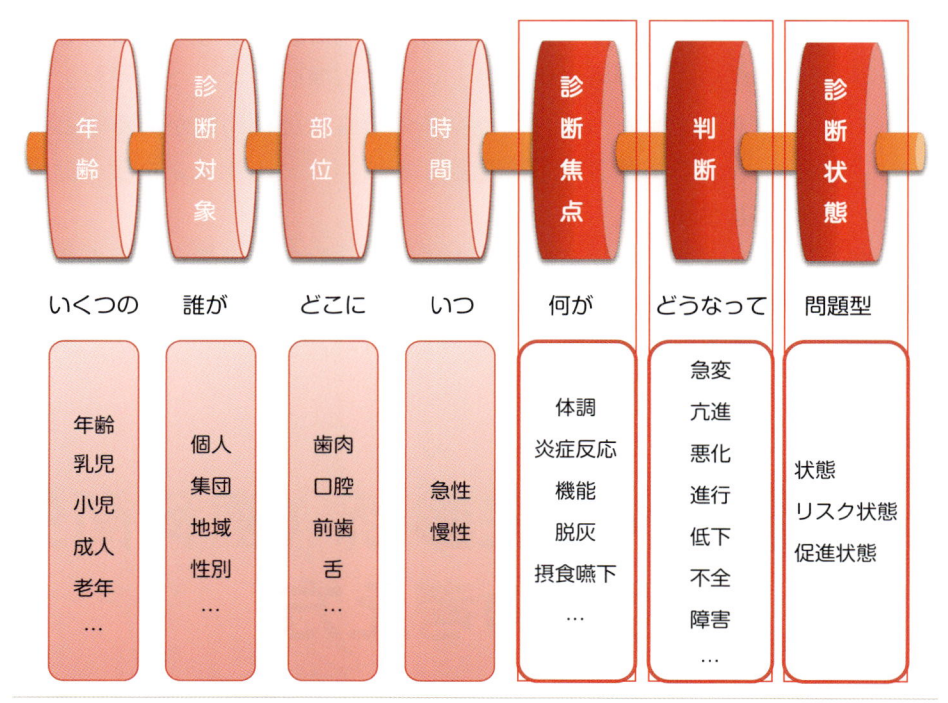

図 5-9 　診断句の構成要素

つ（時間）」「⑤何が（診断焦点）」「⑥どうなって（判断）」「⑦問題型（診断状態）」を考えます．このうち⑤〜⑦を必ず表記すれば診断句の形ができます（**図 5-9**）.

例：体調急変リスク状態（診断焦点＋判断＋診断状態）
　　21 歳女性歯肉炎症反応亢進状態（年齢＋診断対象＋部位＋診断焦点＋判断＋診断状態）

3—原因句作成のポイント

病因と対象者の考え，知識，行動などを結びつけて考える

　たとえば，歯科医師がプラーク性歯肉炎（単 G）と診断して，歯科保健指導を行うよう指示し，歯科衛生士が対象者を担当する場合を考えてみましょう．徴候は，アタッチメントロスなし，歯肉炎症あり，細菌性プラーク付着などです．当然「領域⑤軟組織の健康状態」に問題があります．診断句は「歯肉炎悪化」や「歯肉炎症反応亢進状態」です．プラーク性歯肉

炎（単 G）の原因は細菌性プラークの付着ですから，目の前にいる対象者の「プラークコントロール不足に影響を及ぼす因子」を考えればよいのです．原因句に「プラーク付着」と書く必要はありません．

プラークコントロール不足に影響を及ぼす因子は，疾患や適切な保健行動が（を・に）理解できない・行えない・知らない・気づいていない・気にしてない・行わないといった知識面か行動面，またはできないような環境や状況かを考えます．

知識面「（領域⑦口腔健康管理の知識）」に原因がある場合，

　①疾患や適切な保健行動が<u>理解できない</u>

　　例：認知機能や発達段階に問題などがあって理解できない．

　②疾患や適切な保健行動を<u>知らない・気づいていない</u>

　　例：清掃用具があっていないことを知らない，プラークリテンションファクターがあることを知らない，セルフモニタリングをしていない，病態の自覚がない．

行動面（領域⑧口腔健康のための行動）に原因がある場合，

　③自分の疾患や健康を<u>気にしていない</u>

　　例：健康に対する意識が低い，歯周病に対する脅威を感じていない．

　④適切な保健行動を<u>行わない</u>

　　例：清掃用具を適切に使わない，歯間清掃をしていない，清掃時間（回数）が短い（少ない）．

　⑤適切な保健行動を<u>行えない</u>

　　例：身体が動かないなどの身体機能に問題があって行えない，家庭環境などの理由により適切な保健行動ができない，経済状況などの理由により清掃用具を購入できない．

このなかで主な因子を 1 つ挙げられれば，それを原因句として歯科衛生診断文を

○○○に関連した 21 歳女性歯肉炎症反応亢進状態

とすることができます．

　①「理解できない」は，本人の認知機能が理由でセルフケアが困難なので，この場合はケア計画と介護者への教育や環境を改善する計画を立案することになり，場合によっては多職種連携などが必要になります．情報を提供し，知識を付与します．

　②「知らない・気づいていない」は知識が十分ではない場合です．

③「気にしていない」は健康に対する意識がない，または低い場合です．健康意識を高めるための働きかけを行います．

④「行わない」は知識があっても行動していない場合です．行動していない理由を明らかにし，行動するための働きかけを行います．

⑤「行えない」はなんらかの理由で行動できていない場合です．

目の前にいる対象者の問題についての主な因子が特定できる場合は，以下のように1つを掲げて歯科衛生診断文を記載してください．

・プラークコントロール知識不足（病態）に関連した歯肉炎悪化状態
・プラークコントロール技術不足（歯間清掃）に関連した歯肉炎悪化状態
・プラークコントロール行動不足（歯間清掃）に関連した歯肉炎悪化状態

この「〜関連した」表記は，歯科衛生過程特有の表現方法です．一文で表記できれば，記録がすっきりします．しかし，主な関連因子を1つだけ挙げることが難しい場合は，以下のように複数の関連因子を原因句に併記して示してもかまいません．特に学生などの初心者では，すっきりとした形の診断文を作るよりも，さまざまな因子を具体的に考え，表現できるようになることのほうが大切です．そのため，表記方法にとらわれすぎず，以下のように，複数の原因を並べて記載してもかまいません．

診断句：21歳女性歯肉炎症反応亢進状態
原因句：清掃用具があっていない，清掃用具を適切に使えていない

プラーク性歯肉炎の場合は，ライフステージは若年者の世代で，全身疾患との関連の可能性は比較的低いと考えられます．この問題のみの場合であれば「領域⑤軟組織の健康状態」と「領域⑧口腔健康のための行動」に必ず問題と原因があると考えられます．また「領域⑦口腔健康管理の知識」は問題と原因があることが多いと考えられます．

❹ 歯科衛生士の記録（書面化）

1—歯科衛生士業務記録

歯科衛生士は記録を作成しなければならない

　歯科衛生士業務記録は，歯科衛生士法施行規則第18条に「記録の作成及び保存」として「歯科衛生士は，その業務を行った場合には，その記録を作成して3年間これを保存するものとする」と定められている記録のことで，文字どおり歯科衛生士の業務全般を記録するものです．歯科衛生士業務記録の書式に特に定めはありませんが，実地指導の患者交付文書の添付が義務づけられています．

2—記録に何を書くか

記録には残すべき内容がある

　歯科衛生士の記録は，「実施したこと」を書けばそれで十分と思われていた感があります．しかし，それだけでは症例検討や症例報告をすることは難しく，自分が担当した対象者について振り返って深く考えることができません．どういう目的で，何を意図して，どうやって行い，それがどのような結果を生んだのかなど，記録すべき内容を残すことは必須です．また，診療報酬算定上では，文書を対象者へ交付しなくてはなりません．その文書には，指導などの内容，プラークの付着状況，指導の開始および終了時刻，保険医療機関名，当該指導に係る指示を行った歯科医師の名前，当該指導を行った歯科衛生士の署名といった規程されている情報を記載しなければなりません．

　歯科衛生過程では書面化が強調されていますが，これは，歯科衛生士の専門判断の根拠を示し，質の高い歯科衛生活動を継続的に行うためには，記録を残すことが重要だからです．定められた項目以外にも何を記録に残すかというと，原則①目的，②方法，③結果，④考察と今後の課題（今後の方針）の4つと考えてよいでしょう．

　歯科衛生士が関わることの「①目的」は，対象者の歯科衛生上の問題を

解決することですから，歯科衛生上の問題（＝歯科衛生診断）と，介入によって達成する「期待される結果（＝目標）」までとなります．「②方法」は，実施する方法（≒計画），すなわち観察やケア，教育などのさまざまな方法（≒計画）のことです．「③結果」は，観察やケア，教育の結果で確認した対象者の状態，反応，行動などのことです．「④考察と今後の課題（今後の方針）」は，対象者の状態，反応，行動の評価と今後さらにどうなることが必要なのか，などです．臨床の歯科衛生士が記載すべき内容はまさにこれになります．

3—実習記録と臨床における歯科衛生士の記録の違い

実習記録では，情報収集から評価まで全過程の記録を作成しますが，臨床では電子カルテ，診療録，問診票や患者へ提供するべき文書，そして歯科衛生士業務記録などさまざまなものがあるため，重複をできるだけ避け，必要な内容を簡潔に記載することが求められます．

参考文献

1章

1) 厚生労働省：基礎看護学，看護師国家試験出題基準平成 30 年版. www.mhlw.go.jp/file/04-Houdouhappyou-10803000-lseikyoku，2017 年 7 月 20 日アクセス

2) 佐藤幸子ら：基礎看護領域における看護過程の教育方法—看護診断過程を中心に—山形保健医療研究，6：1〜7，2003.

3) 公益社団法人日本歯科衛生士会監修：歯科衛生士のための歯科診療報酬入門 2018-2019. 医歯薬出版，東京，2018.

4) 社会保険診療報酬支払基金. http://www.ssk.or.jp/kikin.html

5) 一般社団法人全国歯科衛生士教育協議会監修：最新歯科衛生士教本 歯科予防処置論・歯科保健指導論. 医歯薬出版，東京，2011.

6) 一般社団法人全国歯科衛生士教育協議会監修：最新歯科衛生士教本 歯科衛生学総論. 医歯薬出版，東京，2012.

7) 一般社団法人全国歯科衛生士教育協議会編：よくわかる歯科衛生過程. 医歯薬出版，東京，2015.

8) Darby, M., Walsh, M.M. : A proposed human needs conceptual model for dental hygiene:J. Dent. Hyg., 67(6) : 326〜334,1993.

9) Walsh, M.M., Darby, M. : Application of the human needs conceptual model of dental hygiene to the role of the clinician: part Ⅱ. J. Dent. Hyg., 67 : 335〜346, 1993.

10) Darby, M., Walsh, M. M. : Dental Hygiene: Theory and Practice, 4th ed. Saunders, N. Y. 2015.

11) 松田悠平，三田美咲，秋房住郎：口腔関連 QOL 尺度（OHRQL）の口腔がん患者の適応に関する予備的検討. 日衛学誌，12(1)：47〜55，2017.

12) Atsushi Saito, Yasuo Hosaka, Momomi Kikuchi et al. : Effect of Initial Periodontal Therapy on Oral Health-Related Quality of Life in Patients With Periodontitis in Japan. J. Periodontal., 81 : 1001〜1009, 2010.

13) 内藤真理子，伊藤博夫，金川裕子：口腔分野の QOL 尺度に関する研究：若年者における GOHAI と OIDP 日本語版の比較検討. ヘルスサイエンス・ヘルスケア，7(1)：24〜28，2007.

14) 神馬征峰, 岩永俊博, 松野朝之ら訳, Green, L. W., Kreuter, M. W. : Health Promotion Planning 2nd Edition An Educational and Environmental Approach, ヘルスプロモーション Precede Proceed モデルによる活動の展開，医学書院，東京，1997.

2章　3つの事例の概要と見方

1) 東京医科歯科大学歯学部附属病院歯科衛生保健部：口腔ケアのプロとして誇りを持ち，胸を張って働く歯科衛生士を育てたい. http://www.tmd.ac.jp/dent_hospital/news/171124/document.pdf.（アクセス日 2019 年 3 月 4 日）

2) 公益社団法人日本歯科衛生士会：歯科衛生士に対する復職支援・離職防止等推進事業　新人歯科衛生士技術支援共通ガイドライン第1版. 日本歯科衛生士会，東京，2017，8.（非売品）

3) 一般社団法人全国歯科衛生士教育協議会編：よくわかる歯科衛生過程. 医歯薬出版，東京，2015.

4) 特定非営利活動法人日本歯周病学会：歯周治療の指針 2015. 医歯薬出版，東京，2016.

5) 吉田直美，遠藤圭子，渡邉麻理，鈴木純子：歯科衛生過程 HAND BOOK. クインテッセンス出版，東京，2015.

6) 日本医学教育学会監修：医療プロフェッショナルワークショップガイド. 篠原出版新社，2009.

7) 一般社団法人全国歯科衛生士教育協議会監修：最新歯科衛生士教本 歯科予防処置論・歯科保健指導論. 医歯薬出版，東京，2011.

2章　事例1

1) 一般社団法人全国歯科衛生士教育協議会監修：最新歯科衛生士教本 歯科予防処置論・歯科保健指導論. 医歯薬出版，東京，2011.

2) 一般社団法人全国歯科衛生士教育協議会監修：最新歯科衛生士教本 歯周病学 第2版. 医歯薬出版，東京，2015.

3) 公益社団法人日本歯科衛生士会監修：歯科衛生士のための歯科診療報酬入門 2018-2019. 医歯薬出版，東京，2018.

2章　事例2

1) 渡辺達夫：知的障害のための歯科診療. 松本歯科大学出版会，長野，1997.

2) 公益社団法人東京都歯科医師会監修：スペシャルニーズデンティストリーハンドブック—障害者歯科医療ハンドブック改訂版—. 東京都歯科医師会, 東京, 2015.
3) 一般社団法人全国歯科衛生士教育協議会監修：最新歯科衛生士教本 障害者歯科 第2版. 医歯薬出版, 東京, 2016.
4) 緒方克也監修：歯科衛生士のための障害者歯科 第3版. 医歯薬出版, 東京, 2015.
5) 一般社団法人全国歯科衛生士教育協議会編：よくわかる歯科衛生過程. 医歯薬出版, 東京, 2016.
6) 仁 和子：改訂版実習記録の書き方がわかる看護過程展開ガイド. 照林社, 東京, 2012.
7) 上田 敏：ICF の理解と活用, 萌文社, 東京, 2014.
8) 小笠原 正ほか：心身障害児のブラッシングに関する研究 第2報 学習理論に基づくブラッシング指導の成果. 小児歯誌, 29：552〜559, 1991.

2章 事例3
1) 竹内登美子編著：高齢者と成人の周術期看護1 外来/病棟における術前看護 第2版. 医歯薬出版, 東京, 2013.
2) 吉田直美, 遠藤圭子, 渡邉麻理, 鈴木純子：歯科衛生過程 HAND BOOK. クインテッセンス出版, 東京, 2015.
3) 厚生労働省：重篤副作用疾患別対応マニュアル 抗がん剤による口内炎. 2009.
4) 日本歯科衛生士会・日本歯科衛生学会監修：⑩口腔粘膜ケアを始めよう！ 加齢や機能低下により現れる口腔内の変化. デンタルハイジーン, 36(11)：1245〜1247, 2016.
5) 日本癌治療学会：がん診療ガイドライン. http://jsco-cpg.jp/guideline/04_2.html, 2016年10月25日アクセス

3章
1) NPO 法人ウェルビーイング編：明日からできる地域での予防歯科 CD-ROM 付 地域・幼稚園・学校・企業・診療室で広がるヘルスプロモーションの輪. 医歯薬出版, 東京, 2003.
2) 神馬征峰, 岩永俊博, 松野朝之ら訳. Green, L. W., Kreuter, M. W.：Health Promotion Planning 2nd Edition An Educational and Environmental Approach, ヘルスプロモーション Precede

Proceed モデルによる活動の展開, 医学書院, 東京, 1997.
3) 吉川菜穂子, 大津一義：PRECEDE・PROCEED Model に基づく肥満予防のための健康教育カリキュラム開発のあり方. 順天堂大学スポーツ健康科学研究, 7：24〜38, 2003.
4) 中垣晴男ほか編著：歯科衛生士のための齲蝕予防処置法 第2版. 医歯薬出版, 東京, 2017.
5) 一般社団法人全国歯科衛生士教育協議会監修：最新歯科衛生士教本 小児歯科. 医歯薬出版, 東京, 2009.
6) 佐伯和子, 麻原きよみ, 荒木田美香子, 岡本玲子：公衆衛生看護学テキスト2 公衆衛生看護技術. 医歯薬出版, 東京, 2014.
7) 安井利一, 神原正樹, 荒川浩久：スタンダード衛生・公衆衛生 第15版. 学健書院, 東京, 2017.
8) 一般社団法人全国歯科衛生士教育協議会監修：最新歯科衛生士教本 歯科予防処置論・歯科保健指導論. 医歯薬出版, 東京, 2011.
9) 一般社団法人全国歯科衛生士教育協議会：最新歯科衛生士教本 歯科衛生学総論. 医歯薬出版, 東京, 2012.

4章
1) 一般社団法人全国歯科衛生士教育協議会監修：最新歯科衛生士教本 歯科予防処置論・歯科保健指導論. 医歯薬出版, 東京, 2011.
2) 一般社団法人全国歯科衛生士教育協議会監修：最新歯科衛生士教本 歯科衛生学総論. 医歯薬出版, 東京, 2012.
3) 一般社団法人全国歯科衛生士教育協議会編：よくわかる歯科衛生過程. 医歯薬出版, 東京, 2015.

5章
1) 道田泰司, 宮元博章, 秋月りす：クリティカル進化論—［OL 進化論］で学ぶ思考の技法, 北王子書房, 東京, 1999, 106〜113.
2) 松浦正子編, 神戸大学医学部附属病院看護部著：看護診断・共同問題によるすぐに役立つ標準看護計画 第2版. 小学館, 東京, 2015.
3) 山口瑞穂子, 関口恵子監修：疾患別看護過程の展開 第5版. 学研プラス, 東京, 2016.
4) 吉田直美, 遠藤圭子, 渡邉麻理, 鈴木純子：歯科衛生過程 HAND BOOK. クインテッセンス出版, 東京, 2015.

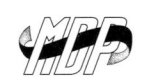

事例でわかる歯科衛生過程　　　　　ISBN978-4-263-42258-8

2019年6月20日　第1版第1刷発行
2024年1月20日　第1版第2刷発行

編　集　一般社団法人
　　　　全国歯科衛生士
　　　　教育協議会
編集代表　遠　藤　圭　子
発行者　白　石　泰　夫

発行所　医歯薬出版株式会社

〒113-8612　東京都文京区本駒込1-7-10
TEL. (03)5395-7638(編集)・7630(販売)
FAX. (03)5395-7639(編集)・7633(販売)
https://www.ishiyaku.co.jp/
郵便振替番号 00190-5-13816

乱丁，落丁の際はお取り替えいたします　　　印刷・あづま堂印刷／製本・愛千製本所